New Faceforming

Benita Cantieni

New Faceforming

Das sensationelle Gesichtstraining gegen Falten

südwest

Inhalt

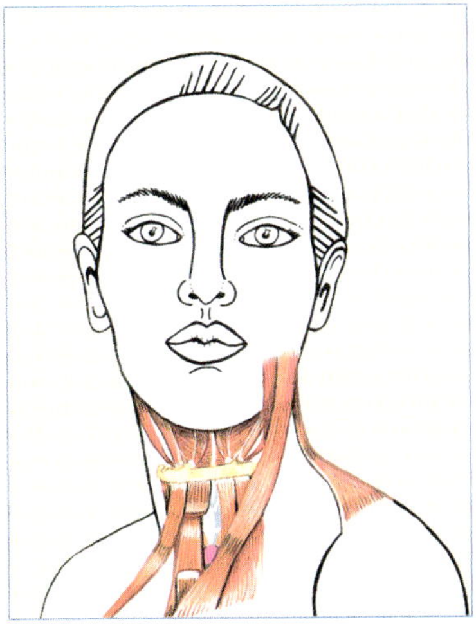

Die Vernetzung der gesamten Hals- und Kopfmuskulatur hat Facelifting-Power.

Die besten Übungen für die Körperhaltung – weil sie sofort schön macht.

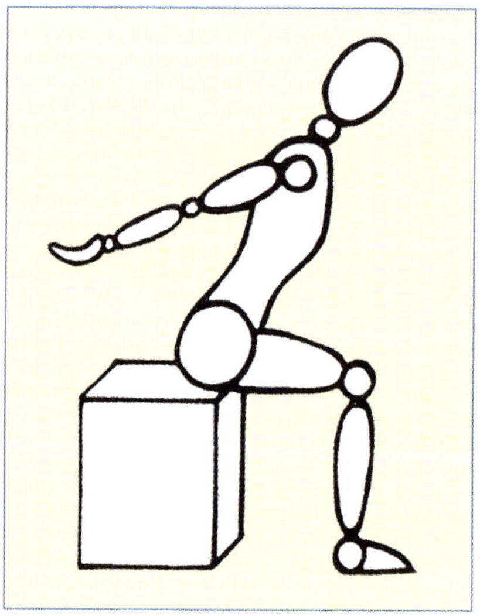

Inhalt

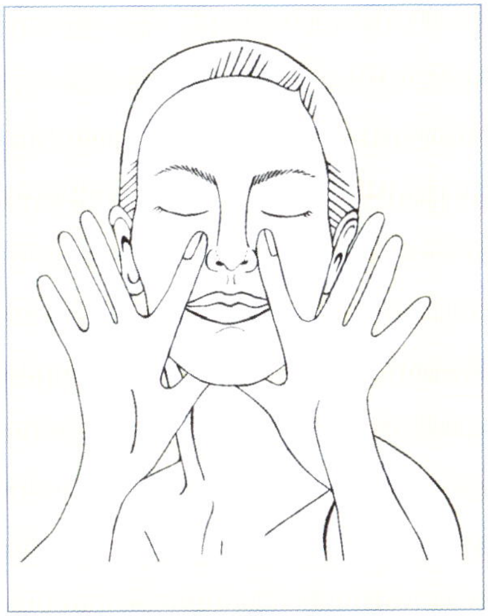

Handarbeit am Detail für vollere Lippen und eine faltenfreie Mundpartie.

Mein Weg zu CANTIENICA® – New Faceforming

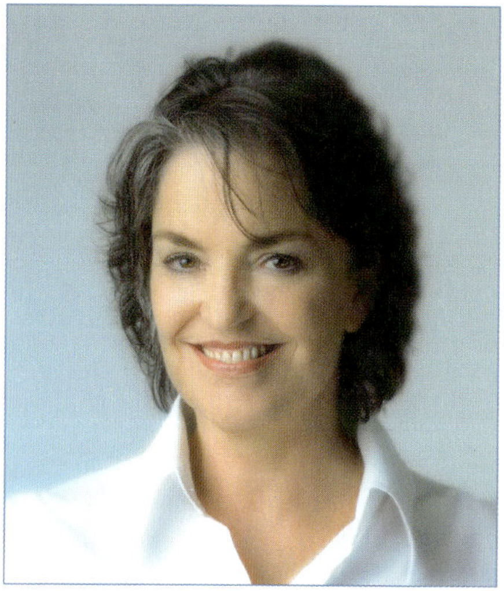

Eigentlich war das alles eine Laune des Schicksals. Ich suchte »nur« verzweifelt nach Möglichkeiten, meine Schmerzen zu lindern. Und nun schreibe ich, ausgerechnet ich, das 13. Buch über Anatomie, Bewegung und Schmerzfreiheit. Ausgerechnet ich.

Mir hatte immer etwas wehgetan, solange ich mich erinnern kann. Der Rücken, die Füße, der Nacken, der Kiefer, das Brustbein, das Hüftgelenk, die Schulter, das Handgelenk. Schmerzen. Immer. Überall. Bewegung = Schmerz, das war meine Formel. Ursache? Tja, wenn ich das gewusst hätte.
Es gibt die schöne Geschichte meiner mutigen, fleißigen Mutter. Der Vater ließ sich umschulen, vom Feinmechaniker zum Stickermeister (Textilfachmann). Um seine Umschulung zu finanzieren, radelte Mutter jeden Tag auf einem Männerfahrrad drei Dörfer weit bis zum Restaurant, in dem sie arbeitete. Hinten auf dem Rad saß die große Schwester, vorne auf der Stange mein großer Bruder, und ich war in Mutters Bauch. Kann sein, dass ich mich nach der Decke strecken musste und ein bisschen krumm heranwuchs. Meine fünf Geschwister sind jedenfalls alle gerade gewachsen.

Vielleicht verursachte die Geburt einen Schiefhals, das kam damals häufig vor. Die Medizin durchlebte gerade die große Euphorie: Alles sei machbar und mit Pillen alles zu kontrollieren. Gebärende wurden ins Bett gelegt und mit Medikamenten ruhig gestellt. Eine Ecke an meiner rechten Stirnseite erzählt auch von der Zange, die mithelfen musste, mich auf die Welt zu holen.

Beim Durchleuchten in der ersten oder zweiten Klasse kam dann die Diagnose: Skoliose. Das war was. Das hatte nicht jedes Kind im Bauerndorf. Wirbelsäulenverkrümmung klang nicht halb so exotisch. Skoliose. Das zerging auf der Zunge. Die Skoliose wurde gewürdigt und gepflegt und gehegt. Auch von mir. Nur zu gern sagte ich zum schwitzenden Turnlehrer in seinen unappetitlichen Shorts: »Das kann ich nicht machen, ich habe Skoliose.« So blieben mir Pferd und Barren und Ringe erspart.
Nur im Wasser war ich glücklich. Wirklich glücklich. Beim Schwimmen tat nichts weh. Schwimmen, das konnte ich. Schwimmen, das liebe ich noch heute. Wasser gab's nur im Sommer, im Fluss und Baggersee.

Zeitsprung. Erwachsen. Attraktiv. In der Modebranche unterwegs. Stöckelschuhe mussten sein. Auch wenn ich darin noch mehr litt. Designerkleider von der Stange kamen auf, ich kannte jeden Designer auswendig. Und ich litt in den trendigen Klamotten – und schämte mich für die Schmerzen. Die anderen, die hatten das nicht, die konnten etwas, was ich nicht konnte. Als ein Arzt 1977 vorschlug, mit einem künstlichen Hüftgelenk und einem künstlichen Kiefergelenk würde es mir bestimmt besser gehen, hörte ich mich sagen: »Wie soll ich mit künstlichen Gelenken zurechtkommen, wenn mir meine eigenen fremd sind?«
Damals fand ich das der Autoritätsperson in Weiß gegenüber frech. Er war auch gar nicht erfreut und entließ mich mit der Prognose: »Früher oder später werden Sie schon müssen …«

Schnitt. Fast 20 Jahre später. Ich war 43 und begann mich mit der Haltungs- und Bewegungsanatomie zu beschäftigen. Ich begegnete dem jungen Arzt Christian Larsen. Larsen sagte den Satz, der mein Leben verändern sollte. Er sagte: »Was, wenn du die Skoliose nicht hast, sondern machst?« Mein Gehirn verstand: »Was ich selbst machen kann, kann ich auch selbst ändern.« Die Skoliose ist ein Missverständnis, sonst nichts. Ein Versuch meines Körpers, etwas auszugleichen, was er von mir nicht bekommt.
Außerdem zeigte mir Larsen an diesem Nachmittag, dass ich Sitzbeinhöcker habe, die ich zusammenziehen kann, und dass dieses Zusammenziehen tief in meinem Becken Muskeln aktiviert, die zum Beckenboden gehören.
Christian Larsen baut seither die Spiraldynamik international auf, für Ärzte, Physiotherapeuten und andere Profis.

Ich war als Journalistin erfolgreich und hatte mich nebenher finanziell an einer Master Franchise für Callanetics beteiligt und die entsprechenden Ausbildungen in Denver, Colorado, absolviert. Ich wollte die Callanetics-Übungen sicherer und anatomisch einwandfrei machen. Und das konnte ich mit dem Beckenboden.
1997 schrieb ich TIGER FEELING, mein erstes Buch über Körper, Haltung und Bewegung. Es löste einen ungeheuren Boom aus, im deutschsprachigen Raum – und nur im deutschsprachigen Raum – geht nichts mehr ohne Beckenboden (TIGER FEELING gibt's immer noch, in der 22. und komplett überarbeiteten Auflage im Südwest Verlag). Hier erlaubt sich das Schicksal die gewagteste Kapriole: Physiotherapeuten/-therapeutinnen, Hebammen, Ärzte/Ärztinnen, Krankenbetreuer/-betreuerinnen wandten sich nach Erscheinen von TIGER FEELING an mich, sie wollten von mir aus- oder weitergebildet werden. Den hemdsärmeligen Mut habe ich wohl auch von der Mutter geerbt: »Wenn sie mir das zutrauen, so mache ich das eben.« Jedenfalls machte ich meine Hausaufgaben gründlich, die CANTIENICA® -Methode für Körperform & Haltung umfasst heute sechs Bausteine. Einige hundert »Gesundheitsarbeiterinnen« aus dem deutschsprachigen Raum und aus allen Ecken der Erde haben inzwischen Diplomausbildungen absolviert und arbeiten erfolgreich mit meiner Methode. Tendenz steigend. Ich habe ein wunderschönes Studio in Zürich, ein großartiges Team an Instruktorinnen und Instruktoren, die meine Methode verantwortungsvoll weitergeben und bereit sind, meinen Weg des unentwegten Lernens mit mir zu gehen.

Zurück zu den Anfängen. Die Beckenbodenmuskulatur stabilisierte mein Becken, meine Hüftgelenke, die Füße und die Beinachse. Und brachte mich auf die autochthone Rückenmuskulatur, eine Schatztruhe voller Muskeln, die sich in den vier bis sechs Millionen Jahren unserer menschlichen Entwicklung herausgebildet haben, um uns aufzurichten, mühelos, schmerzfrei, zeitlos. Die Skoliose bildete sich zurück. Die Feinarbeit am Rücken führte mich in den Brustkorb, ja, buchstäblich, auch da ein wertvoller Schatz an vergessenen Muskeln! Ich wollte auch diese Muskeln ins Bewusstsein holen, für mich und die Menschen, die meiner Methode vertrauten. Als Dank verschwand mein Rippenbuckel – samt dem Asthma, das mich seit der frühesten Kindheit gequält hatte. Die Beschäftigung mit dem Brustkorb führte mich zum Atem. Ich begann, den Atem gezielt als Transportmittel für Informationen im Körper einzusetzen. Das machen Yoga, Ayurveda, Kinesiologie, Tai Chi auch. In meiner Methode hat der Atem indes die Aufgabe, den Körper in der Aufspannung und Ausrichtung zu unterstützen.

Nun fehlte noch der Kopf. Der saß immer noch schief. Die Verspannungen im Kiefer gaben meinem Gesicht etwas Verbissenes. Ich hatte mehrere schwere Kieferoperationen, eine Rekonstruktion der Nasenscheidewand, die Zähne waren schief und mürbe geknirscht. Die Laune Schicksal flüsterte mir ein: Was am Körper möglich ist, ist auch am Kopf möglich. Gelenke »befreien«, schlafende Muskeln wecken und vernetzen.

Das Resultat dieser jüngsten intensiven Forschung halten Sie in Ihren Händen: CANTIENICA® – New Faceforming. Die Übungen sind anspruchsvoll. Und lohnend. Sie können damit die Faltenbildung aufhalten. Bereits vorhandene Falten glätten. Sie können Ihrem Gesicht Ausstrahlung, Frische und Wachheit schenken. So nebenbei erarbeiten Sie sich mit den Übungen in diesem Buch Selbstwahrnehmung, lernen, wie Sie sich selbst Spannungskopfschmerzen, Zähneknirschen, müde Augen machen – und eben auch »unmachen«.

Vielleicht musste mich das Schicksal durch Schmerzen in diese Arbeit zwingen, denn vorgezeichnet war so gar nichts für dieses spannende, abenteuerliche Kapitel in meinem Leben. Ich war mit Begeisterung Journalistin und wollte eigentlich nichts anderes als Schreiben. Schreiben tröstete mich über die Schmerzen hinweg. Dass ich eines Tages darüber schreibe, wie ich schmerzfrei wurde, und das in einem Alter, in dem bei den anderen die Schmerzen anfangen und als »normal« gelten, das hätte ich nicht zu träumen gewagt.

In diesem Sinne wünsche ich Ihnen viel Freude bei der Selbstentdeckung Ihrer wahren Natur,
Ihre

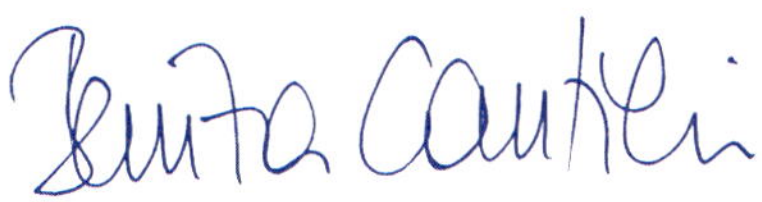

Das Altern einfach aufhalten

Haben Sie Zeit und Lust, sich mit dem Wertvollsten zu beschäftigen, was Sie besitzen, nämlich mit sich selbst? Gut. Ich verspreche Ihnen mehr Selbstwahrnehmung, mehr Wohlbefinden, mehr Ausstrahlung. Falls Sie schon Falten haben, werden diese weniger. Sind keine vorhanden, können Sie Ihr glattes Gesicht behalten.

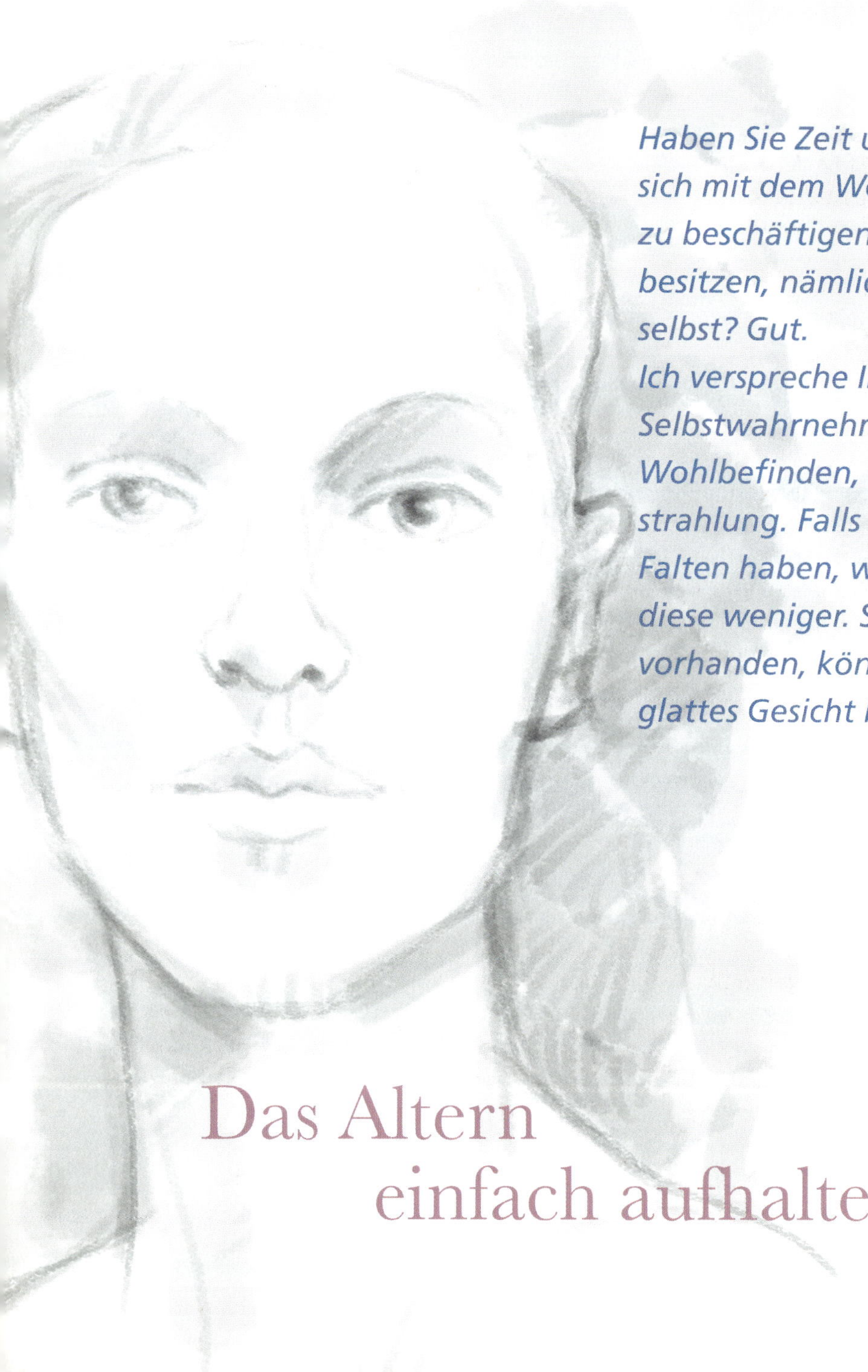

Keine Angst, ich will Ihnen nicht die Mimik nehmen, keine Muskeln lähmen, keine Nerven durchtrennen, keine Gifte spritzen. Mein Angebot: Nehmen Sie das Geschenk der Schwerkraft an, spannen Sie sich und Ihre Muskeln auf. Ja, Sie lesen richtig. Die Schwerkraft ist unsere wichtigste Verbündete, wenn es um Muskelspannkraft geht. Und Muskelspannkraft ist es, die unser Aussehen jung hält. Die Muskeln richten uns in der Gegenkraft der Schwerkraft, der Zentrifugalkraft, auf und aus und ein. In der Schwerelosigkeit verkümmern die Muskeln in kurzer Zeit. In der Schwerkraft verkümmern sie auch, wenn sie nicht benutzt werden. Auf Nutzung reagieren Muskeln mit Kraft und Elastizität. Nur wenn die Muskeln vernachlässigt werden, hat die Schwerkraft die Macht, uns alt zu machen, Knochen, Organe und die Haut nach unten zu ziehen.

Das Prinzip – »Was nicht aufgespannt ist, hängt« – wirkt am ganzen menschlichen Körper. Eigentlich ist es ein Grundprinzip aller Wirbeltiere. Durch den aufrechten Gang wird es lediglich verstärkt: Werden die Muskeln zwischen Ansatz und Ursprung aufgespannt, in die Grunddehnung gebracht, die ihrem Bauplan entspricht, so halten die Muskeln das Knochenskelett in Aufspannung. Kein Knochen behindert einen anderen, kein Gelenkteil reibt an seinem Nachbarn. Kein Nerv reibt sich an Knochen. Dieses Prinzip wirkt auch am Schädel mit seinen vielen Knochenteilen und -gelenken. Befinden sich die Muskeln in dieser Aufspannung unter Zug und Gegenzug, so sind sie eben straff. Straffe Muskeln können die darüber liegende Haut straff halten.

Das gilt ganz besonders für das Gesicht. Denn die Mimikmuskulatur hat im Laufe unserer Evolution eine Spezialität entwickelt. Alle Muskeln des Körpers sind an Knochen festgemacht, d. h. sie haben ihren Ursprung und Ansatz an verschiedenen Stellen eines Knochens oder verbinden die Gelenke von Knochen zu Knochen. Nur die Mimikmuskulatur nicht. Im Gesicht hängt Muskel an Muskel oder Muskel an Bindegewebe, sozusagen nach dem »Prinzip Spinnennetz«.

Der Grund für diese »schwimmenden Muskeln« ist zutiefst menschlich: Das Zeigen unserer Gefühle durch den Gesichtsausdruck ermöglichte uns erst die Entwicklung zu sozialen Wesen. Unsere Mimik kann Freude zeigen, Ekel, Trauer, Angst, Besorgnis, Langeweile, Heiterkeit, Glück, Unzufriedenheit, Entschlossenheit, Unsicherheit, Selbstbewusstsein, Stolz, Überraschung,

Scham. Alle diese Emotionen werden durch spontane Mimik ausgedrückt, immer sind Mund, Nase, Augen, Stirn beteiligt. Und immer ist der Gesichtsausdruck an die Körperhaltung gekoppelt. Das Gefühl von Stolz zeigt sich in einer aufgerichteten, gedehnten Körperhaltung, die Gesichtszüge spannen sich, oft reckt sich das Kinn nach oben. Bei Entsetzen nimmt der Körper eine Schutzhaltung ein, die Schultern schießen nach oben, der Brustkorb sinkt ein, aufgerissene Augen und Mund zeigen den Schreck im Gesicht. Eine schöne Überraschung öffnet Mund und Augen ebenfalls, indes vor Freude. Entsprechend hebt sich der Brustkorb, oft öffnen sich die Arme von selbst, als wollten sie die Überraschung und die ganze Welt umarmen.[1]

Die spontanen Gefühlsregungen drücken sich kurz und heftig durch Körper und Gesicht aus, ist die Situation vorbei, legt sich die Emotion, entspannen sich der Körper und das Gesicht. Nun eignet sich im Laufe des Lebens jeder Mensch auch eine Art Grundhaltung an, die ein vorherrschendes Grundgefühl ausdrückt. Manchmal ist diese Grundhaltung Ausdruck einer Lebenshaltung, Schüchternheit beispielsweise, Unsicherheit, Angriffslust, Resignation, Rebellion, Trotz, Misstrauen … Meistens wird die Grundhaltung von anderen Mitmenschen übernommen, ist die Imitation der Vorbilder zu Hause oder in der Schule. In beiden Fällen wird irgendwann eine Gewohnheit daraus, wird die Haltung so selbstverständlich, dass sie nicht mehr wahrgenommen wird.

Das Gesicht – der Spiegel des Körpers

Alles, was wir mit dem Körper anstellen, hat Auswirkungen auf das Gesicht. Eine resignierte Körperhaltung bewirkt einen resignierten Gesichtsausdruck. Eine überhebliche Körperhaltung lässt das Gesicht ebenfalls arrogant wirken.

Schlaffe Körperhaltung heißt auch schlaffes Gesicht. Aufgespannte Körperhaltung bedeutet aufgespanntes Gesicht. Eine traurige Körperhaltung zieht ein trauriges Gesicht nach sich. Positive Körperspannung geht mit positivem Gesichtsausdruck einher.

[1] Mehr zum Thema in Storch, Tschacher, Hüther, Cantieni: »Embodiment – Die Wechselwirkung von Körper und Psyche verstehen und nutzen«, Verlag Hans Huber, Bern

Der Grund für die unerbittliche Spiegelung der Körperhaltung im Gesicht liegt in der anatomischen Logik: Becken und Brustkorb verhalten sich zueinander wie Unterkiefer und Oberkiefer. Sie können diese Behauptung ganz leicht nachprüfen. Entspannen Sie Mund und Kiefer. Kippen Sie Ihr Becken kraftvoll nach vorn, und spüren Sie nach, wie sich – vollkommene Entspanntheit vorausgesetzt – auch der Unterkiefer vorschiebt. Umgekehrt: Wird das Becken nach hinten verschoben, in ein auffälliges Hohlkreuz, zieht sich auch der Unterkiefer nach hinten.

Hochgezogene Schultern verschieben den Kopf auf dem Atlas nach vorne, die Muskulatur an Hals und Kinn verliert die Spannung und wirkt weich bis schlaff, bildet mit der Zeit ein Doppelkinn. Ein gewohnheitsmäßig eingesunkener Brustkorb überlastet die Halsmuskulatur und prägt die Nasolabialfalten aus.
Besteht die Gewohnheitshaltung im Stehen darin, das Becken vorzuschieben und gleich auch noch die Knie durchzudrücken, so zieht das mit der Zeit die Mundwinkel nach unten.
Wer dauernd das Gesäß anspannt, zieht meist auch die Ringmuskeln um die Augen zusammen und verschafft sich selbst einen verkniffenen Aus-

Ruhig bis in die Zehenspitzen

Ich bin der glücklichste Nutznießer von CANTIENICA® – New Faceforming im Studio meiner Frau Erika in Osnabrück. Schon nach den ersten Versuchen merkte ich, dass auf mich diese Anwendungen in einer ganz spezifischen Weise wirken. Sie stellen für mich eine allgemeine Beruhigung und eine große Hilfe beim Einschlafen dar. Mein gesamter Körper, Kreislauf und Puls verlangsamen sich, und ein Gefühl der Ruhe von den Zehen bis in die Haarspitzen breitet sich aus. Meine Gesichtszüge sind nach der Anwendung entspannt und sehen verjüngt aus. Neue Altersfalten haben keine Chance bei mir, alte haben sich geglättet, und vor allem die Mundwinkel zeigen nach oben und signalisieren Wohlbefinden. Die berühmte Altersgrimmigkeit ist plötzlich auch verflogen, und es stellt sich damit insgesamt ein positiver Eindruck dar, den auch meine Mitmenschen bemerken.
Im Übrigen habe ich einige ganz erstaunliche Feststellungen gemacht, denn wir haben Faceforming nicht nur abends, sondern auch tagsüber angewendet:
Ich bin auf beiden Ohren schwerhörig und trage seit vielen Jahren Hörgeräte. Nach der Behandlung aller Ohrpunkte konnte ich wieder besser hören, und diese Verbesserung hielt längere Zeit an. Gelegentlich habe ich festgestellt, dass auch das Sehen sich verbessert. Doch hier sind wir in der Behandlung erst am Anfang und werden diese Schiene weiterverfolgen. Alle Klientinnen, die Erika bisher behandelt hat, habe ich persönlich nach der Faceforming-Behandlung sehen und sprechen können: Das Echo ist ausnahmslos positiv – und sehr entspannt.

Manfred Lenz, Jahrgang 1941, Ehemann und Fan von CANTIENICA®-Instruktorin Erika Lenz, Osnabrück

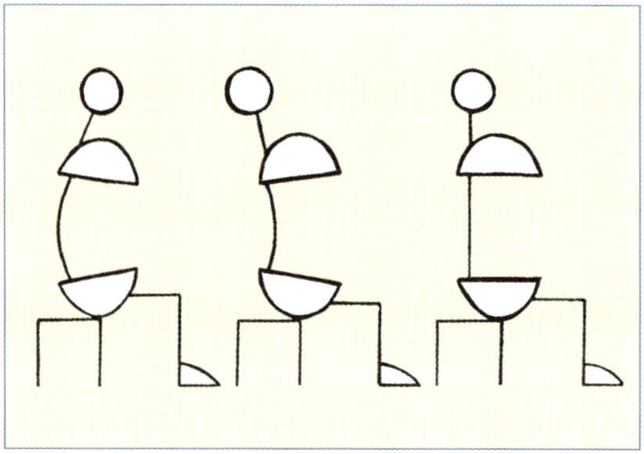

Alles ist mit allem vernetzt: Stehen Becken und Brustkorb perfekt übereinander, so sind auch Unter- und Oberkiefer im Lot.

druck, der mit der Seelenlage nicht zusammenpasst.
Zum Hohlkreuz passen hochgezogene Brauen, und hochgezogene Brauen legen die Stirn in Falten und überdehnen die Augenlidmuskeln.
Verlagerung des Gewichts auf ein Bein lässt Asymmetrien im Gesicht stärker hervortreten.
Steife Schultern kombinieren sich ganz gern mit verkniffenen Lippen.
Sie können all das ganz leicht ändern, können aus der Gewohnheitshaltung zurückfinden in die Idealhaltung. Sie brauchen dafür – Interesse an sich selbst. Lust auf Selbstwahrnehmung. Freude, sich selbst sozusagen neu aufzurichten. Und ja, ein bisschen Disziplin kann nicht schaden. Die stellt sich von selbst ein, sobald Sie eine Ahnung davon kriegen, wie köstlich leicht sich die natürliche Aufspannung anfühlt.

Ausschließlich angenehme Nebenwirkungen

CANTIENICA® – New Faceforming lässt Ihr Gesicht sofort frisch aussehen. Nach ungefähr drei Wochen wird die neu-alte Aufspannung automatisch. Neu-alt: Sie müssen ja nicht etwas grundlegend Neues erlernen, sondern holen sich einfach das ursprüngliche Muskelwissen und Muskelkönnen wieder in Ihr Bewusstsein. Die Muskeln haben wieder jene vernetzte Vitalspannung erreicht, die jungen Gesichtern eigen ist. Ihr Gesicht behält die wunderbare Eigenschaft, Gefühle auszudrücken. Es »springt« nach der Gefühlswallung halt einfach wieder zurück in den neutralen Grundausdruck, um bei nächster Gelegenheit die nächste Stimmung auszudrücken. Im Gegensatz zu großen Faceliftings mit dem Messer oder flächendeckender Muskellähmung mit Botox, die das Gesicht maskenhaft starr und gefühllos machen. Gefühllos übrigens im wahrsten Sinn des Wortes: Ein botoxgelähmter Muskel ist gefühllos, und nach großen Operationen im Gesicht bleiben mehr oder weniger große Areale gefühllos. Im Extrem zu beobachten in Prominentenrestaurants: Die Schauspielerin (Chirurgin, Politikerin, Moderatorin, Unternehmerin, Modedesignerin, der Schauspieler, der Politiker …) tippt sich nach jedem Schluck und jedem Bissen mit der Serviette Kinn und Mund ab, weil sie/er nicht mehr spürt, was daneben geht. Wahrscheinlich ist es diese Ausdruckslosigkeit, die uns an operierten Gesichtern fasziniert und irritiert. Es hat ja auch seine Vorteile, wenn nicht jede Gefühlsregung gleich für alle sichtbar ist. Die Nachteile hat Schauspielerin Anjelica Huston kurz und bündig beschrieben. Sie ließ sich die Falten mit Botox unterspritzen. »Ich bekam irrsinnige Kopfschmerzen davon«, erzählte sie in einem Interview, »und mächtig Stress mit meinem Ehemann.« Robert Graham, so heißt Hustons Ehemann, habe ihr Trauriges erzählt, sie habe das auch als sehr traurig empfunden, nur habe ihr Gesicht keine Trauer gezeigt. »Mein Mann war entsetzt. Für ihn sah es überhaupt nicht danach aus, als würde ich mit ihm mitfühlen. Mein Gesicht war glatt, aber leblos.« Huston entschied sich für die Ehe, gegen die Faltenlosigkeit. Jane Fonda sagt heute offen und ehrlich, sie bereue es, ihr

Ein neues Gesichtsgefühl

Mit einer gewissen Skepsis und einer großen Portion Neugierde ging ich als 35-jähriger Mann mit fast noch keinem Fältchen in die erste Stunde zu Faceforming bei Elisabeth Kiener in Wien.
Die Skepsis war aber nur von kurzer Dauer. In jeder Stunde mehr erlebte ich ein komplett neues und intensiveres Gesichtsgefühl – Muskeln, die ich vorher nie wahrgenommen hatte. Und mir wurde klar, wie man mit seinem Gesicht umgehen kann, um es von innen und nachhaltig zu stützen.«

Nikolaus B. aus Wien, Jahrgang 1972,
Key Account Manager

Gesicht geliftet zu haben. Auch die Kessler-Zwillinge würden sich nicht mehr unter das Messer des Schönheitschirurgen legen, wenn sie die Zeit zurückdrehen könnten. So jedenfalls war es in diversen Prominenten-Zeitschriften zu lesen.

Ich möchte in diesem Punkt von Ihnen verstanden werden. Es geht mir nicht um Moral. Jeder Mensch hat das Recht am eigenen Körper. Die Risiken und Nebenwirkungen bei großen schönheitschirurgischen Eingriffen werden heruntergespielt. Wenn Sie sich mit der Option Operation beschäftigen: Tun Sie es gründlich. Ihr Gesicht wird sich hinterher nicht mehr anfühlen wie vorher. Trainieren Sie Ihr Gesicht vor dem Eingriff bewusst mit Faceforming, so werden die Resultate schöner. Die

Chancen für taube Stellen verringern sich. Die Heilung verläuft viel schneller, die Narben bilden sich schneller zurück. Vor allem: Sie können das Resultat des Eingriffes dauerhaft machen. Denn ich kenne keine, noch mal: KEINE Frau, die nach zwei oder gar drei Faceliftings schön aussieht. Keine einzige. Ich schreibe dies, weil ich zum Thema so oft befragt werde, und ich will gleichzeitig betonen: Meine Methode ist die Alternative zu schönheitschirurgischen Eingriffen für alle Frauen und Männer, die ihr Gesicht lebendig und ausdrucksstark, straff und frisch und vor allem mit der einmaligen Ausstrahlung erhalten wollen.

Wer nach einer verpfuschten Schönheitsoperation zu CANTIENICA® – New Faceforming als letzter Zuflucht kommt, wird enttäuscht sein. Wer »jetzt halt mal Gesichtsgymnastik ausprobieren« möchte, weil die Muskeln fünf Jahre nach der Operation wieder hängen wie vorher, wird wahrscheinlich – Ausnahmen gibt es immer – ebenfalls enttäuscht sein. Denn symmetrische Operationen greifen in den Bauplan ein. Sie stören den Bauplan oder zerstören die Selbstwahrnehmung. Je tiefer die Einschnitte in Nerven, Sehnen, Muskeln, Bänder, umso tiefer die Folgen. Ohne Selbstwahrnehmung funktioniert meine Methode nicht. Umgekehrt steigert sich durch die Selbstwahrnehmung das Selbstbewusstsein, der Selbstwert, die Achtsamkeit und vor allem: die sinnliche Wahrnehmung.

Haltung, weil sie sofort Jahre wegzaubert

Der erste Schritt zu einem frischen Gesicht mit Ausstrahlung beginnt – bei den Füßen. Fehlstellung und Fehlhaltung der Füße haben Auswirkungen auf die Beinachse, den Stand des Beckens und des Brustkorbes, die Haltung der Wirbelsäule und des Kopfes. Deshalb muss ich Sie motivieren, vernetzt und ganzkörperlich zu denken. Immer, wenn eine Frau oder ein Mann zu mir ins Studio kommt, weil die fleißigen faceformerischen Bemühungen zu Hause vor dem Spiegel keine Wirkung zeigen, ist die Haltung des übrigen Körpers dafür verantwortlich. Werden Schultern während Jahren hochgezogen, so wird der obere Rücken rund. Es verkürzt sich die Muskulatur zwischen den Rippen, im Brustkorb, um die Schlüsselbeine, am Hals. Die Verkürzung zieht an den »schwimmenden« Mimikmuskeln. Resultat sind – richtig, Nasolabialfalten. Oder Hängebäckchen. Oder beides. Auch die Steilfalte über der Nasenwurzel hat mit muskulären Verkürzungen am Oberkörper zu tun.

Jetzt gleich ausprobieren

Setzen Sie sich ganz vorne an den Rand eines Stuhles. Richten Sie den Rücken auf, indem Sie den höchsten Punkt am Kopf Richtung Decke dehnen, Scham- und Steißbein gleichzeitig nach unten fließen lassen. Achtung, das ist keine Hauruckbewegung, es ist ein Fließenlassen. Sie spannen den Oberkörper von beiden Seiten auf, lassen ihn zu seiner eigenen Größe finden.
Die Füße stehen hüftweit auseinander und bilden ein zartes V, d. h., die Fersen sind etwas näher beieinander als die Zehen. Die Knie stehen über den Fersen. Die Handrücken liegen federleicht auf den Oberschenkeln. Nun stupsen Sie die Fersen leicht in den Boden. Nur das. Nichts anderes. Die Fersen leicht in den Boden stupsen, ohne an der Fuß- oder Körperhaltung etwas zu verändern. Stupsen wähle ich als Wort nicht, weil es so schön ist, sondern weil es ungewohnt ist, weil es eine zartere Bewegung umschreibt als stoßen, schieben, pressen, drücken. Das hoffe ich zumindest. Senden Sie Ihre Wahrnehmung jetzt, pardon, zu Ihrem Hintern. Spüren Sie,

Vorher-nachher-Effekt

Schlafende Muskeln im Körper wecken, sie an ihre angestammten Aufgaben erinnern – das ist ein Anspruch der CANTIENICA® - Methode für Körperform & Haltung.
Bei CANTIENICA® – Faceforming überrascht die schnelle Umsetzung. Die kleinen, feinen Muskeln reagieren sofort auf jeden Impuls und vernetzen sich fast von selbst. Die Trainierenden müssen lediglich bereit sein, etwas Aufmerksamkeit, Selbstwahrnehmung und Zeit aufzubringen. Die Muskeln warten nur darauf, dass sie sich wieder spannen und dehnen, aufhängen und vernetzen dürfen.
Die »neuen« Informationen in den Kopfmuskeln erhöhen Konzentration und Wahrnehmung.
Das Ergebnis spiegelt sich in mehr Spannkraft, Lebendigkeit, Freude und einer attraktiveren Ausstrahlung.
Ich unterrichte in Einzellektionen, Kursen und ganztägigen Workshops. Es gibt bei allen Teilnehmern immer ein Vorher und Nachher in Wahrnehmung und Aussehen.

Manuela Beck, Jahrgang 1959,
CANTIENICA®-Senior Teacher
CANTIENICA® – Studio Würzburg,
www.cantienica-wuerzburg.de

was die Fersenstupse auslösen? Richtig, die beiden Sitzbeinhöcker, die so heißen, weil wir im Idealfall eben auf ihnen sitzen, bewegen sich aufeinander zu. Anatomisch bedeutet das: Das Becken wird unten schmaler, enger, oben gehen die Knochen auseinander, die Beckenschaufeln weiten sich, die

Organe haben mehr Raum. Öffnen Sie den Mund ganz leicht, und ziehen Sie die hinteren Enden der Zunge zum Gaumen hoch. Ganz einfach, nur die Zunge im Mund Männchen machen lassen. Stupsen Sie die Fersen leicht und kurz in den Boden. Die Chance, dass Sie mit entspanntem Mund mehr wahrnehmen, ist groß.

Jetzt stellen Sie die Füße A-förmig auf, also die Zehen näher aneinander, die Fersen weiter auseinander. Stupsen Sie die Fersen in den Boden. Was machen die Sitzbeinhöcker? Nichts oder nicht viel, das ist korrekt. Und wie fühlt sich der Kiefer an? Verkrampft? Guuut. Eigentlich eher wie immer? Hoppla. Erwischt …

Bilden die Füße in Ruhe und in Bewegung eine leichte V-Form, von Ihnen aus betrachtet, wenn Sie nach unten auf Ihre Füße schauen, so hat auch das Becken seine natürliche und optimale V-Form erreicht. Unten schmal: Das entlastet die Gelenke. Oben weit: Das schützt und stützt die Organe.
Stehen die Füße von Ihnen aus gesehen in A-Haltung, so öffnet sich der untere Beckenrand, der obere Rand verengt sich als Folge. Das belastet Knie, Hüftgelenke, Kreuzbeingelenke, Lendenwirbel. Und, natürlich, die Füße. Außerdem werden die Organe des Unterleibs durch den Druck des oberen Beckenrandes nach unten geschoben.
Zwischen V und A steht das H, im doppelten Sinne. Es schadet weniger als die A-Form und nützt weniger als

Die perfekte Aufspannung des Rückens ist Voraussetzung für die Ent-Faltung. Die Zunge macht am Rachen Männchen – als Kobra oder Seehund.

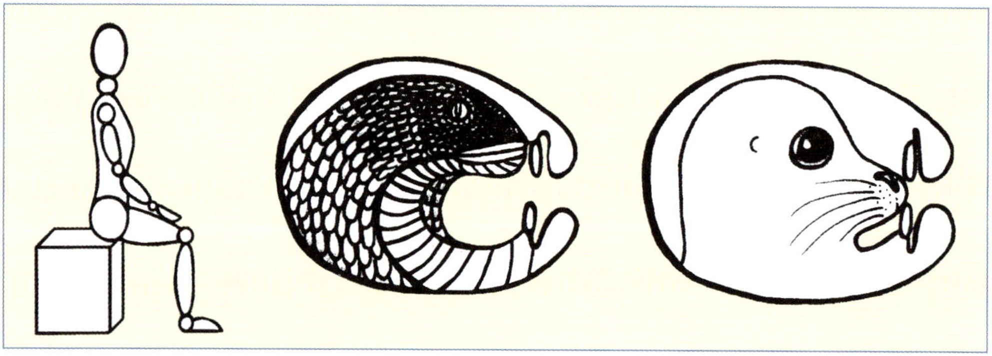

die V-Form. Die Gelenke der Beine, des Beckens, des Rückens werden auf Dauer belastet, die Organe haben weniger Halt als beim V-förmigen Becken.

Experimentieren Sie mit Ihrer Wahrnehmung

Auf den Geschmack gekommen? Okay. Vorausgesetzt, Sie haben keine akuten Rückenbeschwerden, können Sie folgende kleine Wahrnehmungsexperimente ausprobieren.

- Was passiert, wenn Sie das Becken nach oben kippen, Richtung Bauchnabel? Der Rücken wird im besten Fall flach, im schlimmsten rundbucklig. Die Schultern sausen zu den Ohren, der Unterkiefer schiebt sich vor.
- Kurz aufspannen, damit Sie bei diesen Kapriolen keinen Schaden nehmen. Ziehen Sie die Gesäßmuskeln an, so kräftig Sie können. Jetzt noch den Bauchnabel einziehen – fertig ist das Zitronengesicht: Mund verkniffen, Augen schmal, Kiefer verspannt.
- Wieder aufspannen, dehnen. Entspannen. Kopf in den Nacken werfen. Was passiert?

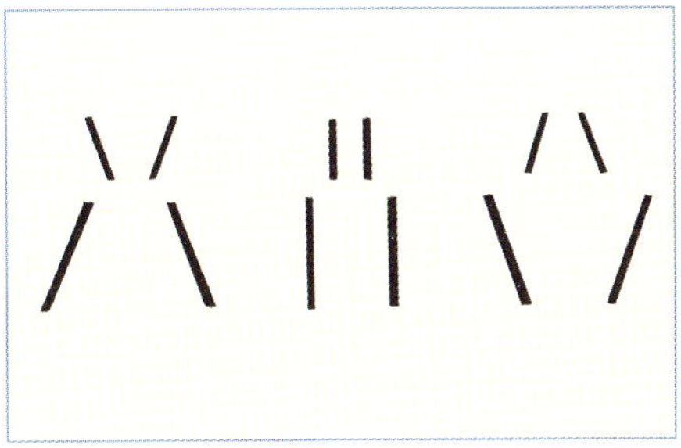

Wenn Sie von oben auf Ihre Füße schauen: Stehen sie in V-Form wie bei der rechten Zeichnung, so steht das Becken perfekt.

- Umgekehrt: Das Kinn auf die Brust absenken. Und schon kommen die Schultern hoch, die Backen blähen sich auf, das Gesicht hängt.
- Ziehen Sie die Knie zusammen, zu X-Beinen. Nehmen Sie wahr: Was geschieht mit dem Becken, mit den Oberschenkeln, mit dem Bauch, dem Gesicht?
- Und was spüren Sie, wenn Sie O-Beine machen? Springen sofort die äußeren Gesäßmuskeln an? Die Knie schmerzen an der Innenseite, aha! Das Becken fühlt sich kurz und gestaucht an?

So. Genug vom Körperfeindlichen. Füße wieder V-förmig stellen und die Wahrnehmungsübung mit positiver Haltung – mit dem guten neuen Muster – abschließen: Scham- und Steißbein fließen nach unten, der höchste Punkt am Kopf nach oben. Die linke Ferse in den Boden stupsen, dann die rechte, dann wieder die linke.

Die Tiefenmuskulatur im Gesicht vernetzen

Ich verspreche ein »Lifting ohne Messer«, und das können Sie ganz und gar wörtlich nehmen: Die Muskeln werden angehoben, neu vernetzt und aufgespannt. Allerdings so, wie es dem natürlichen Bauplan entspricht. Das geht zwar etwas langsamer als bei einer Ruckzuckoperation, dafür ist der Effekt nachhaltig. Und das Risiko liegt bei null: keine Schmerzen, keine Narben, keine unliebsamen Nebenwirkungen. Die Liste der angenehmen Nebenwirkungen ist hingegen lang und imposant. Die vernetzte Muskulatur gibt den vielen Schädelgelenken Halt und Stütze, Zähneknirschen verflüchtigt sich wie von Zauberhand. Ebenso das Schnarchen. Arthrosen der Kiefergelenke heilen aus. Spannungskopfschmerzen haben ein Ende. Viele Tinnitusgeplagte berichten, der unangenehme Ton im Ohr bleibe aus. Die Sehkraft kann sich verbessern. Schluckbeschwerden, chronische Heiserkeit verschwinden. Die Stimme wird durch die aufgespannte Haltung tiefer und voller. Viele Sängerinnen und Sänger finden durch CANTIENICA® – New Faceforming zu ihrer vollsten und schönsten Stimme.

Auch meine Sprechstimme hat sich positiv verändert, sie ist tiefer und voller. Leider habe ich es im Gesang nie über den Badezimmer-Mezzosopran hinausgeschafft, ich kann Ihnen nicht sagen, wie Sie zur Netrebko werden. Doch die Anbieterliste auf *www.cantienica.com* hilft Ihnen bei der Suche nach Gesangsinstruktoren/innen oder Logopäden/innen, die meine Methode in ihrem Fachgebiet um- und einsetzen. Beachten Sie bitte auch die Testimonials, mehrere handeln von der Schönheit und Fülle der Stimme durch die CANTIENICA® - Methode für Körperform & Haltung.

Diese Muskeln werden vernetzt

An der Krone hängt, zur Krone drängt doch alles

Im ersten Schritt zum straffen Gesicht werden die Muskeln am Hinterkopf und von der Stirn her in Richtung Kronenpunkt dirigiert, werden von unten nach oben und von vorne nach hinten ausgerichtet und gekräftigt. Kronenpunkt nenne ich die Stelle, an der die

Muskeln des Hinterkopfes, der Stirn und der Ohren zusammenlaufen. Hier wachsen die Schädelknochen beim Neugeborenen zuletzt zusammen. Sie finden den Kronenpunkt, wenn Sie mit der einen Hand von der Stirn zum Hinterkopf fahren und mit der anderen Hand vom Nacken nach oben oder wenn Sie der Ohrachse nach oben folgen. Da, wo sich die Hände treffen, wartet Ihr Kronenpunkt auf Arbeit.

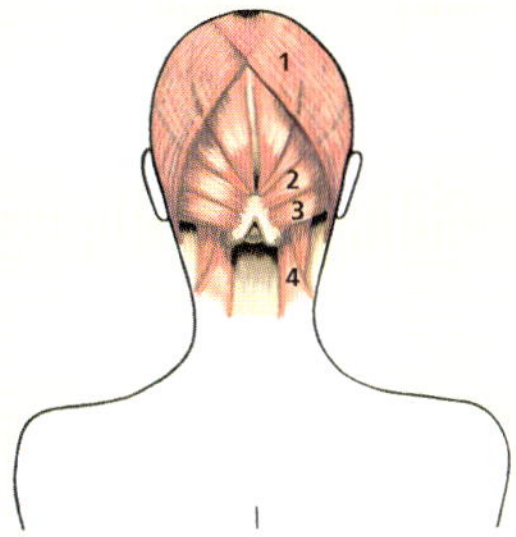

1 Kopfhochmuskeln (kreuzen sich am Kronenpunkt)
2 Kopfdreher/Kinn- und Wangenstraffer
3 Nackenstützer
4 Halsstrecker

Rahmenmuskeln um die Ohren und am Kiefer

Im zweiten Schritt werden die Rahmenpunkte ums Ohr, am Haaransatz, an den Schläfen, am Kiefer stimuliert und dazu angeregt, nach hinten oben aktiv zu werden. Diese Übergangspunkte zwischen Hinterkopf und Mimikmuskulatur im Gesicht sind für den Erfolg von CANTIENICA® – New Faceforming wichtig. Wer hier Zeit sparen möchte, spart am falschen Ort.

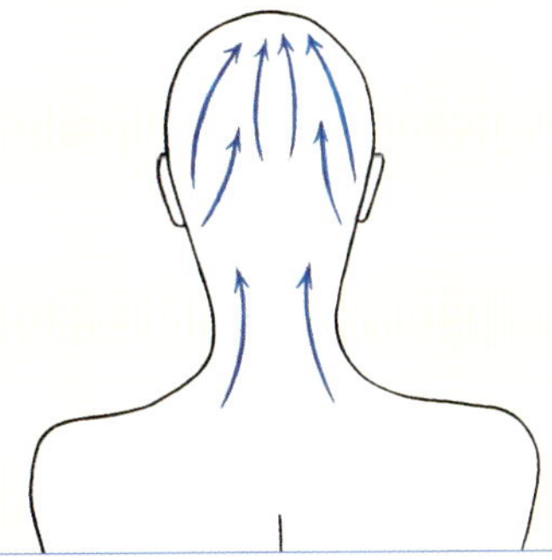

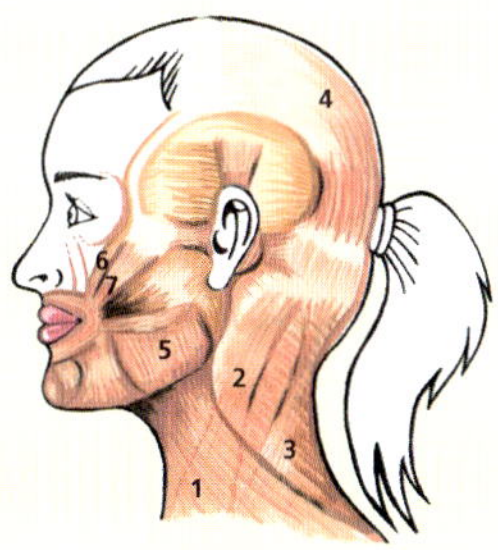

1 Platysma
2 Halshautmuskel
3 Trapezmuskel
4 Sehnenhaube
5 Kaumuskel
6 Kl. Jochbeinmuskel
7 Gr. Jochbeinmuskel

Rechts oben: *Die Muskeln am Hinterkopf und am Kronenpunkt halten die Mimikmuskulatur straff.*
Mitte: *Die Muskelarbeit am Hinterkopf geht immer von unten nach oben.*
Unten: *Diese Muskeln verbinden den Hinterkopf mit dem Gesicht.*

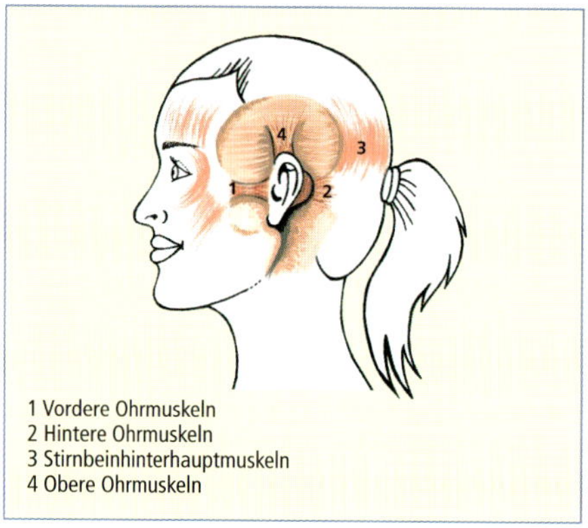

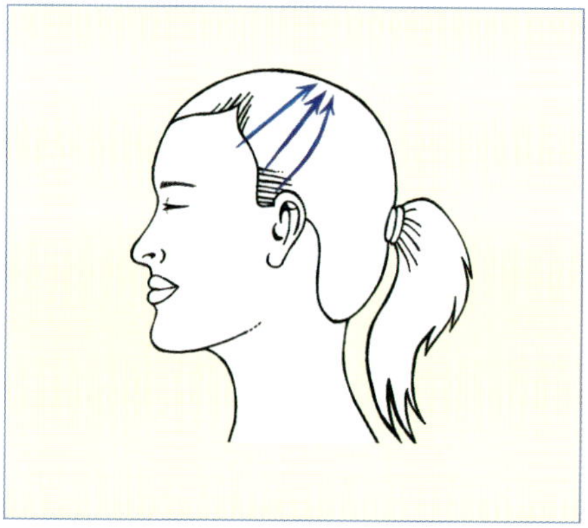

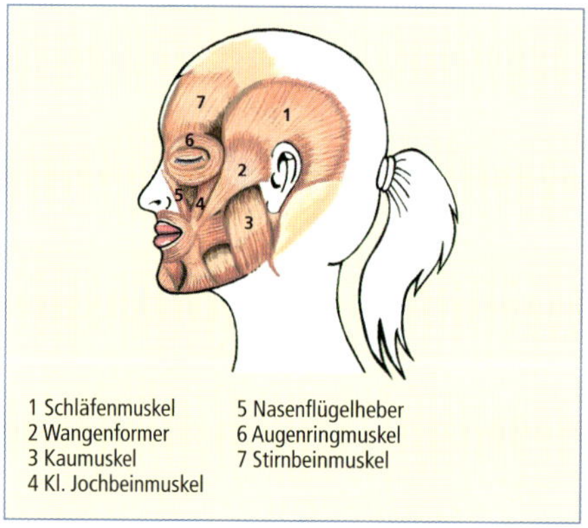

Damit machen Sie sich schöne Augen

Die Schritte 1 und 2 vorausgesetzt, lassen sich die Muskeln an Stirn, unter den Augenbrauen, am Oberlid und am Unterlid vorzüglich vernetzen und straffen. CANTIENICA® – New Face-forming bietet Ihnen ein Set exklusiver Übungen für die Augenmuskeln, mit denen Sie jederzeit die Sehkraft und Ihr Aussehen auffrischen können.

Muskelvernetzung an Kinn, Wangen, Mund und Hals

Jetzt geht es um die schwimmenden Muskeln am Hals, am Kinn, um den Mund, an den Wangen und unter den Augen. Bei diesen Muskeln »wütet« die Schwerkraft am meisten – wenn wir sie wüten lassen. Als Ordnungsprinzip in Raum und Zeit ermöglicht uns die gleiche Schwerkraft die Aufrichtung und Aufspannung durch Muskelkraft. Das gilt für die mimische Muskulatur wie für alle anderen Muskeln am Körper. Die wichtigste Maß-

Oben: *Die hochpotenten Liftingmuskeln rund um das Ohr.*
Mitte: *Kraftvolle Fingerstriche straffen die Kopfhaut.*
Unten: *Zuletzt werden die schwimmenden Muskeln nach hinten oben aufgehängt und entfaltet.*

nahme mit Soforterfolg bei erschlafften Mundwinkeln, Nasolabialfalten und Hängebäckchen ist die Aufrichtung des Körpers.

Warum und wie CANTIENICA® – New Faceforming wirkt

Bei Zähneknirschen

Durch die Vernetzung der gesamten Tiefenmuskulatur an Hals, Kehlkopf, Mundinnenraum, Ohren, Hinterkopf sitzen die Kiefergelenke wieder fest in Muskeln, Sehnen, Bändern. Sie kommen gar nicht mehr auf die Idee, nachts zähneknirschend Halt zu suchen. Ich war selbst eine furchtbare Knirscherin, die Schutzschienen für die Zähne hatte ich innerhalb von wenigen Nächten durchgebissen. Die Zähne abgeschabt, die Kieferknochen geschunden vom Mahlen, ein Kiefergelenk stark arthrotisch. Kein Mensch hielt es neben mir im Bett aus. »Psychisch bedingt«, sagte der eine Arzt. »Stressbedingt«, der nächste. »Kommt von der Skoliose, da kann man nichts machen«, der übernächste. Seit ich mein Faceforming anwende, trübt kein Knirschen meinen Schlaf. Ich erwache mit entspanntem Kiefer, entspannten Muskeln, die Arthrose ist vollkommen ausgeheilt, die Gelenkteile sind »wie neu«.

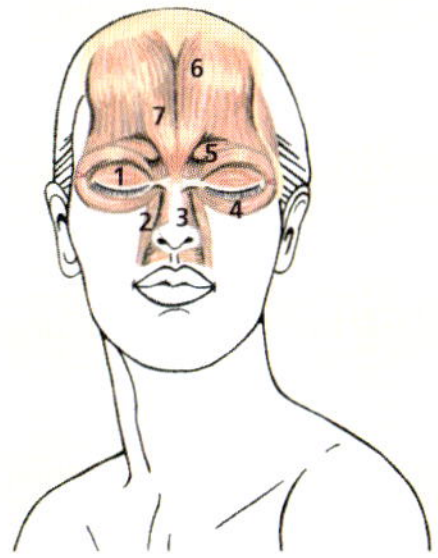

1 Augenlidmuskel
2 Nasenflügelheber
3 Nasenmuskel
4 Augenringmuskel
5 Stirnrunzler/Stirnglätter
6 Sehnenhaube
7 Stirn- und Nasenrunzler

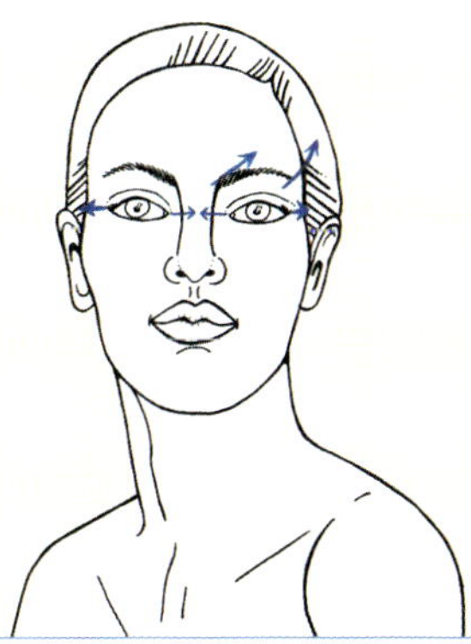

Feinarbeit an den Augen kräftigt und stärkt die Augenlider, hebt die Brauen und strafft die Stirn. Die Stimulationen für die Muskeln sind behutsam und zart.

Bei Migräneattacken

Es gibt unterschiedliche Formen der Migräne. Jene Form, die von einem eingeschränkten oder eingeklemmten Nerv zwischen Schädelbasis und oberstem Halswirbel ausgelöst wird, kann

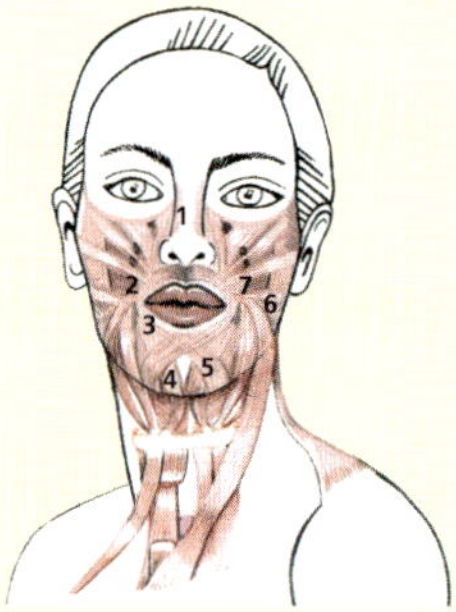

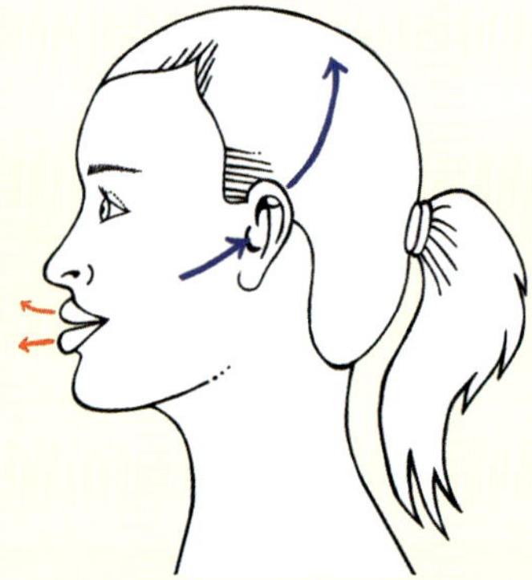

Feinarbeit an den Nasolabialfalten, am Mund und Straffung der Wangen: Auch hier straffen sich die Muskeln durch Vernetzung und durch Zugspannung.

durch die perfekten Ausrichtungen der Halswirbel und des Schädels samt allen Schädelgelenken verhindert werden.

Können die Hauptnerven samt ihrer vielen Verästelungen ihre Bahnen ungehindert ziehen, so kommt es nicht zu Schmerzattacken.
Interessanterweise berichten mir indes auch viele Frauen in und nach der Menopause, ihre angeblich hormonbedingte Migräne bleibe entweder aus oder könne durch sofortiges aktives Aufspannen der Wirbelsäule und der Kopfmuskulatur verhindert oder wenigstens erleichtert werden. Wie das funktioniert, weiß ich noch nicht sicher. Ich vermute, dass die Hormonlage die Haltung beeinflusst, die Haltung wiederum auf die Nerven drückt, und diese somit auch bei der hormonell bedingten Migräne eine große Rolle spielt. Gehören Sie zu den Schmerzgeplagten: Probieren Sie es doch einfach aus, Sie haben nichts zu verlieren und viel zu gewinnen.

Gegen Schnarchen

Kommt das nächtliche Schnarchen von erschlaffter Muskulatur an Hals, Kehlkopf, Rachen, Gaumen, so kann New Faceforming helfen oder das unangenehme nächtliche Rasseln zumindest erträglich machen. Sehr gut wirkt die Kombination Lippenkeil »Faceformer«[2]

[2] Dr. Berndsen: »Faceformer«, Akuphon, siehe Shop unter www.cantienica.com und www.akuphon.de.

und CANTIENICA® – New Faceforming. Nach meiner Erfahrung spielt auch das Kissen eine Rolle. Ungünstig sind vorgeformte Kissen zur Stützung der Nackenmuskulatur: Muskeln wollen nicht gestützt, sondern benutzt werden. Die Stützkissen wirken wie Schuheinlagen: Sie simulieren die Arbeit der Muskeln und schwächen sie so nachhaltig. Was tun? Gehen Sie mit einem leicht aufgeblasenen, stabilen Ballon ins Bett. Der Ballon kommt unter den Schädel (nicht unter den Nacken). Das fühlt sich anfangs ungewohnt und sehr wacklig an. Doch die tiefen Schichten der Mund-, Nacken- und Schädelmuskulatur, die beim Schnarchen eine Rolle spielen, regulieren genau dieses Wackeln.

Bei Tinnitus

Es gibt Ohrgeräusche, die durch Fehlhaltung entstehen. Entweder durch eine schlaffe Haltung, einen Rundrücken oder wenn der Kopf ständig vorgebeugt ist. Aber auch bei der »Nofretete-Haltung«, die vor allem bei Frauen mit langem, vorgerecktem Hals vorkommt, kann das Ohrgeräusch durch Veränderung der Kopfhaltung und durch Mobilisierung der Kopfgelenke wie mit Knopfdruck abgestellt werden. Jeder der vielen Nerven am Kopf (für Profis: die Nerven Maxillaris,

Aufspannung macht die Stimme schön

Als Heilpraktikerin, CANTIENICA®-Instruktorin und Sängerin unterrichte ich seit einiger Zeit Gesang. Es ist wunderbar, zu sehen und vor allem zu hören, wie die richtige Aufspannung das Instrument Körper stimmt. Das Prinzip Zug-Gegenzug, das sich durch die ganze C-Methode und bis in des Sängers Kopf (wörtlich gemeint!) wie ein roter Faden zieht, ist Grundlage für den richtigen und schönen Ton. Wenn das Kinn im 90°-Winkel zur Wirbelsäule steht, hat der Kehlkopf die richtige Aufspannung, kann sich so bewegen und in die Vertikale aufspannen, wie er es braucht.

Und in seinem Innern machen die Stimmbänder das, was sie sollen, nämlich richtig und frei schwingen, ohne Krampf. Die gut bewegliche Zunge, die ihren Platz immer wieder am harten Gaumen einnimmt und dadurch keinen Druck nach unten weitergibt, den Oberkiefer in seiner Aufspannung unterstützt und eine gute Artikulation erst möglich macht, wird durch das Faceforming-Training so nebenbei mitgeliefert. Die Lippen drücken nicht gegen die Zähne, sondern pflücken reife Kirschen (die alten Sänger nannten das »Schnute«) und helfen mit, den Ton noch ausdrucksvoller zu gestalten, weil der Resonanzraum zwischen den Lippen und den Zähnen dazukommt. Das Gaumenzäpfchen dehnt sich in der Vertikalen zum Kronenpunkt und gibt damit den Innenraum frei für Resonanz und Wohlklang.

Die viel gerühmte Tonstütze ist auch nichts anderes als der lang gedehnte, reaktionsfähige und mit der Beckenmuskulatur vernetzte CANTIENICA®-Bauch, der schnell reagieren kann und nicht steinhart wie ein Brett mit viel Kraft gehalten wird. Aber das Allerschönste ist natürlich die CANTIENICA®-

Facialis, Mandibularis, Ophthalmicus, Zygomaticus, Vestibulocochlearis, Trigeminus) mit ihren vielen Verästelungen in unmittelbarer Ohrnähe kann an einem der vielen Gelenkteile reiben und via Knochenschall ein Geräusch im Ohr auslösen.

Besteht bei Ihnen keine Beschädigung des Innenohrs oder des Ohrnervs, kommt und geht Ihr Ohrgeräusch vielmehr nach unerfindlichen Kriterien, so haben Sie eine gute Chance, dass sich Ihr Leiden durch Arbeit an der Körper- und Kopfhaltung positiv beeinflussen lässt.

Bei Kiefergelenkarthrose, Kieferknacken

CANTIENICA® – New Faceforming vernetzt einerseits die gesamte Tiefenmuskulatur am Kopf. Das bettet die Gelenke in ein schützendes, stützendes Muskelnetz. Andererseits werden die kleinen und kleinsten Gelenke mobilisiert. Für das Kiefergelenk bedeutet das: Der Gelenkspalt wird vergrößert. Und wenn die Reibung entfällt, kann sich der Knorpel an den Gelenkteilen wieder erholen. Kommt das Kieferknacken von einem hypermobilen Gelenk, so kann ihm New Faceforming Halt und Stütze geben. Ein bisschen komplizierter ist es, wenn sich ein zweites Gelenk gebildet hat, was offenbar gar nicht so selten ist: Ein Kind oder Jugendlicher renkt sich den Kiefer aus und bemerkt es nicht – da baut sich der kluge Körper einfach nach, was er braucht.

Bei Schiefhals-Syndrom KISS/KIDD, Schleudertrauma, Skoliose

Die Feinarbeit an der Kopfhaltung und an den Kopfgelenken unterstützt jede Wirbelsäulentherapie auf das Vorzüglichste. CANTIENICA® – New Faceforming korrigiert die Schiefhaltung des Kopfes, unterstützt jede Therapie nach einem Schleudertrauma sehr positiv – und kann sogar die Zahnschiefstellung, die durch starke Verkrümmung der Wirbelsäule entsteht, mindern, lindern, gerader richten.

Dafür braucht es indes schon Ausdauer. Ich stelle jetzt, nach acht Jahren Faceforming, fest, dass meine Zähne praktisch gerade stehen. Ich habe nicht darauf hingearbeitet, ich hätte gar nicht zu träumen gewagt, dass ich die Form meines Kiefers, meines Gaumens verändern kann. Ich wurde ja schon ausgelacht, wenn ich sagte, die Skoliose lasse sich bestimmt begradigen, solange noch nichts an den Wirbeln nachhaltig kaputt oder gar schon operiert sei.

Ich wunderte mich, weshalb ich in unregelmäßigen Abständen mit der gleichen Zahnseide nicht mehr zwischen die Zähne kam und stellte vor ein paar Monaten auf einem neuen Foto von mir fest, dass die Zähne gerade im Gesicht stehen.

Wenn Sie sich auf das Abenteuer einlassen, Fehlstellungen des Atlas, des Kopfes, der Kopfgelenke (für Profis: die Kopfgelenke Basilare, Occipitale, Sphenoidale, Nasale, Ethmoidale, Kiefergelenke) durch stete, filigrane Arbeit wieder zu richten, so stehen Sie ziemlich allein da und können nicht auf den ermunternden Support Ihres Arztes oder Apothekers zählen. Nur die sehr, sehr, sehr fortschrittlichen Ärzte, Therapeuten und Chiropraktiker werden Sie unterstützen.

Wenn Sie nur ein ungläubiges Kopfschütteln ernten: Lassen Sie sich nicht entmutigen! Die Methode ist so behutsam, Sie können nichts kaputt machen! Hätte ich auf meine Ärzte gehört, dann hätte ich die Methode gar nie entwickelt. Brauchen Sie Unterstützung, weil die Entwicklungs-, Reaktions-, Veränderungsschmerzen arg sind, empfehle ich Ihnen natürlich zuerst einen Therapeuten, eine Therapeutin, die mit meiner Methode

Atmung! Es gibt da keinerlei Druck des Zwerchfells auf die inneren Organe, sondern der Zwerchfell-Himmel dehnt sich zu den Flanken hin in die Weite, vermittelt ein wunderbar leichtes Atemstützgefühl und gleichzeitig die Freude, einen unglaublich langen Atem zu haben, der noch dazu leicht zu führen ist. Feine Möglichkeit für die vielen inkontinenten Sänger und Sängerinnen, die sich durch Zwerchfelldruck nach unten die Organe aus dem Leib singen, anstatt Wohlklang zu verbreiten.

Christina Bierler, Jahrgang 1953, Heilpraktikerin und CANTIENICA®-Instruktorin, München

Schluss mit Zähnebeißen

Häufig bekomme ich das nette Kompliment, dass ich so gut erholt aussehe! Da ich beruflich viel Stress und auch immer wieder zu wenig Schlaf habe, kann ich es nur auf mein intensives Faceforming-Training zurückführen. Das macht mich glücklich!
Ich freue mich darüber, dass ich nur noch selten Kopfschmerzen habe. Schon lange hat kein »böser Zwerg« mehr versucht, mir mein linkes Auge herauszudrehen. Mein Kiefer ist entspannt. Ich beiße die Zähne nur noch selten aufeinander – und merke es vor allem ganz schnell.
Manchmal frage ich mich, ob vielleicht zwischen Heiserkeit und Faceforming ein Zusammenhang besteht? Ich kann mich nun auf meine Stimme verlassen – einfach klasse für meinen Beruf und mein Hobby, den Gospelchor.

Elisabeth Tomczak, Jahrgang 1953, Lehrerin, Klientin von CANTIENICA®-Instruktorin Larene Thomson, Hamburg

Tinnitus wie weggeatmet

Mit einer Patientin, die seit drei Monaten wöchentlich zu mir kommt, habe ich vor zwei Wochen die Atmungen aus dem CANTIENICA® – New Faceforming gemacht. Nach nur zwei Wochen berichtete sie, dass ihre Gesichtsmuskeln viel lebendiger sind und sich dauernd von selbst hochziehen. Und seit zwei Tagen sei ihr Fiepen im Ohr (Tinnitus) weg.

Solveig Hoffmann, Ärztin und CANTIENICA®-Therapeutin, Jahrgang 1955, Kanaren

Liebe Benita,

seit cirka 3 Wochen mache ich das Faceforming-Training, sehe bereits einige positive Resultate im Gesicht. Nach diesem Training habe ich immer gute Stimmung, fühle mich innerlich gut, ich kann das nicht richtig erklären, einfach ein tolles Gefühl. Schon alleine sich hinzusetzen und für sich Zeit zu nehmen, beruhigt mich.

Tolle Arbeit, ich bin ganz begeistert.

Doris aus Udine, IT, im Leserforum unter www.cantienica.com

arbeitet; Adressen siehe ANBIETER[3]. Ist keiner der Therapeuten in zumutbarer Nähe, dann kann ich Ihnen die Craniosakraltherapie, Osteopathie, die Dorn-Methode und Spiraldynamik empfehlen. Das sind Techniken und Methoden, die auf ähnlichen Grundsätzen basieren und sich in vielem entsprechen.

Bei Gesichtslähmungen, gefühllosen Stellen

Ich habe positive Erfahrungen mit meinen Behandlungen bei Lähmungen nach Schlaganfällen, nach viralen oder bakteriellen Erkrankungen (FSME, Borreliose), nach Unfällen und nach Tumoroperationen gemacht. Wir – die Klientin/der Klient und ich – sprechen mit den Muskeln und ermutigen die gesunde Seite dazu, der erkrankten zu zeigen, wie es geht.

Werden die Hände überkreuz gelegt, also die linke Hand auf die rechte Seite, die rechte Hand auf die linke Gesichtsseite, so unterstützt und beschleunigt das Gehirn die Informationsübertragung von der gesunden auf die kranke Seite. Die Erfolge sind teilweise sensationell bis unglaublich. In anderen Fällen, vor allem wenn Nerven verletzt oder durchtrennt sind, kann mit viel Ausdauer die Wahrnehmung verbessert werden.

Kaputte Nerven können durch das Training leider nicht repariert werden. Ich unterstütze die Arbeit bei Teillähmungen im Gesicht seit zwei Jahren mit dem biomechanischen

[3] www.cantienica.com und Anhang des Buches

Stimulationsgerät »bestvibe benita« (www.bestvibe.eu). Die zusätzliche Stimulierung der vernetzten Muskeln beschleunigt das Wiederherstellen des Gefühls. Es kommt vor, dass die Klienten schon während der ersten Sitzung die gefühllosen Stellen wieder spüren, ein Kribbeln wahrnehmen, Wärme, kleine elektrische Blitze – was immer es ist, es ist ein Indiz dafür, dass die Nerven nicht tot sind und auf die Stimulation reagieren, die sie von den umliegenden Muskeln erhalten. Suchen Sie Therapeuten, die mit »bestvibe benita« arbeiten, dann klicken Sie bitte auf die Internetseite www.bestvibe.eu. Wieso das Gerät »benita« heißt? Der Entwickler, Ossy Lieser, war derart begeistert von meiner »faceformerischen« Arbeit mit dem Muskelstimulationsgerät, dass er es tatsächlich nach mir taufte.

> ***Liebe Benita,***
> *habe jetzt 3 Wochen gründlich „face-ge-formt" und muss sagen: BRAVO!*
> *Was mir als Therapeuten auffiel, ist die weitgehende Übereinstimmung der Druckpunkte mit den klassischen Akupunkturpunkten. Selbst versierten TCM-lern ist die Verbindung der Gesichtsmeridiane zum Kronenchakra nicht geläufig.*
> *Auf alle Fälle ist das ein dankbares Forschungsfeld!*
>
> Bernd aus Augsburg, DE, im Leserforum

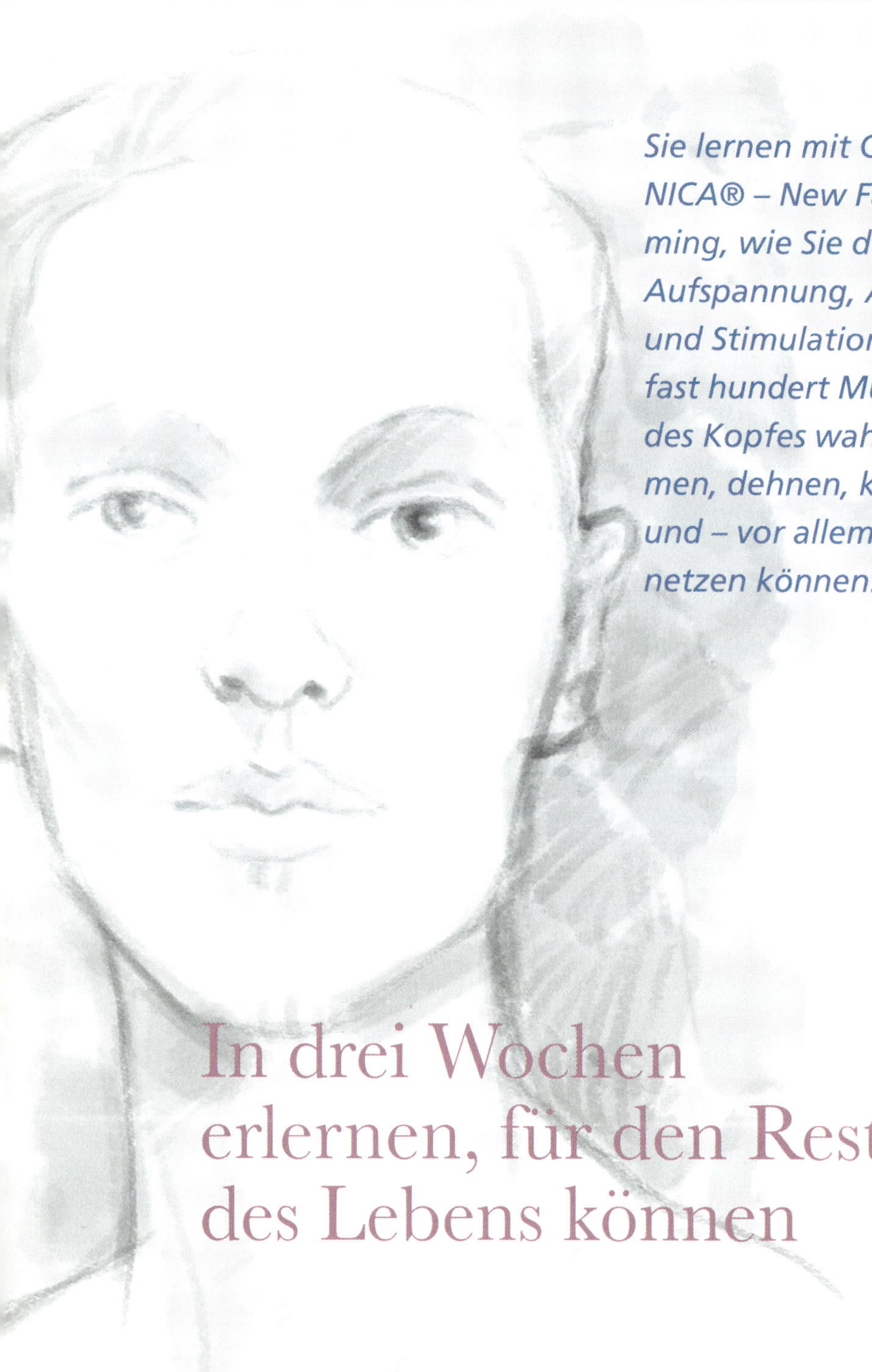

Sie lernen mit CANTIENICA® – New Faceforming, wie Sie durch Aufspannung, Atmung und Stimulation die fast hundert Muskeln des Kopfes wahrnehmen, dehnen, kräftigen und – vor allem – vernetzen können.

In drei Wochen erlernen, für den Rest des Lebens können

Viele dieser Muskeln lassen sich durch das Prinzip der Zugspannung erreichen und aktivieren. Die schwimmenden Mimikmuskeln, die Sie aus Kapitel 1 kennen, brauchen etwas mehr Stimulation. Durch zarte Impulse der Punkte, an denen sich Muskeln kreuzen, verbinden oder miteinander verwachsen, »lernen« die Muskelstränge wieder, sich jugendlich straff nach hinten oben auszurichten, aufzuspannen. Da Sie diese Muskeln naturgemäß nicht direkt oder durch Fortbewegung erreichen können, werden diese stimulierenden Impulse auf der Haut ausgeführt und durch die Haut und das darunter liegende Binde- und Fettgewebe auf die fein verästelte Mimikmuskulatur übertragen.
Diese Übertragung ist an sich kinderleicht. Finger hauchzart auflegen und nach hinten oben pulsieren. Die unter der Haut verlaufenden Muskeln übernehmen den Puls oder Takt der Berührung und straffen sich sofort. Nun scheint in unserer Kultur indes nichts so schwierig wie das Leichte. Ich habe in den acht Jahren CANTIENICA® – New Faceforming Klienten und Klientinnen in Privatlektionen gesehen, die mit so viel Feuereifer an der Haut herumzerrten, dass sie sich Falten machten, anstatt diese wegzumachen. Frei nach den in unserer Kultur der Arbeit weit verbreiteten Grundsätzen, wonach viel vom Guten besser ist, ohne Fleiß kein Preis zu holen ist, Müßiggang aller Laster Anfang ist, sich abmühen muss, wer Erfolg haben will. Also habe ich meine Methode zur Straffung des Gesichtes noch zarter, noch behutsamer, noch sicherer – und 100-mal effizienter gemacht. CANTIENICA® – New Faceforming arbeitet zur Hauptsache über Ihre Wahrnehmung, von innen nach außen, alle Muskeln im Mund, im Gaumen, am Hals werden vernetzt. Die Schädelknochen werden so mobilisiert, dass Sie die Ausdehnung spüren können. Die Gelenke werden geschmeidig und beweglich gemacht und in der schützenden Tiefenmuskulatur des Schädels vernetzt.

Jede Hand kann es, und jeder Muskel kann es

»Ich finde die Punkte in meinem Gesicht nicht!« Wie oft habe ich diesen Satz schon gehört. Meine Antwort: Sie können die Punkte gar nicht verfehlen, es sind so viele Muskeln, die sich kreuzen und verbinden und ineinander übergehen. Und außerdem sind Muskeln ausgesprochen großzügig, sie nehmen jeden, aber auch jeden Impuls, ihre Natur zu leben, dankbar an und auf. Selbst wenn Sie einen Finger zwei Millimeter neben den absoluten Mittelpunkt der Faserkreuzung legen, werden die Muskeln reagieren – und Ihre Finger magisch an den richtigen Ort ziehen.

Ich ermutige Sie, Ihrer Selbstwahrnehmung zu vertrauen. Es setzt mich regelmäßig in Erstaunen, wenn Menschen von 50 und mehr Jahren sich nicht zutrauen, im eigenen Gesicht Muskelkreuzpunkte zu ertasten, es indes als selbstverständlich erachten, dass ich die Punkte auf Anhieb finde in einem Gesicht, das ich zum ersten Mal sehe und berühre. Das hat wahrscheinlich mit einer anderen gründlichen kulturellen Prägung zu tun, nämlich mit dem Hang, Autoritäten ernster zu nehmen als sich selbst.

Also noch mal: Niemand kennt Ihr Gesicht besser als Sie selbst. Ihre Muskeln warten nur darauf, aus dem Dornröschenschlaf geweckt zu werden. Trauen Sie sich.

Und noch etwas: Sie können eigentlich nur dies falsch machen, so richtig, richtig falsch: zu grob arbeiten, zu hart pressen, drücken oder ziehen. Sie möchten ja nicht neue Falten in die Haut bringen, sondern die Muskulatur unter der Haut straffen. Sie müssen die Muskeln nicht zur Arbeit zwingen, Sie müssen die Muskeln nur sanft anschieben.

Die Muskeln – der Grund für Ihre Einmaligkeit

77 Muskeln machen Ihr Gesicht so einmalig, wie es ist. Vernetzt mit Hals und Nacken sind gar 97 Muskeln beteiligt. Dieses knappe Hundert ist raffiniert auf verschiedenen Schichten vernetzt und verwoben, mit Längs- und Querverstrebungen, die dem Muskelnetzwerk Halt und Stütze geben. Bei Kindern ist die Kopfmuskulatur gespannt, elastisch, das Bindegewebe und die Haut sind prall. Wenn Sie vergessen haben, wie prall das ist, schauen Sie doch wieder einmal einem Kind ins Gesicht. Das New-Faceforming-Trainingsprogramm bringt Ihrem Gesicht die Spannkraft wieder. Zwar lässt mit den Lebensjahren die Zellerneuerung nach, die Kollagenschicht wird dünner, die Haut und das Gewebe altern. Daran lässt sich allen Versprechungen der Kosmetikindustrie zum Trotz nichts ändern. Die meisten und tiefsten Falten in der Gesichtshaut rühren indes nicht von dieser Ausdünnung der Haut her, sondern von Muskelkontraktionen, von Verspannungen der Haut aus der tief darunter liegenden Muskulatur. Am einfachsten kann ich das mit

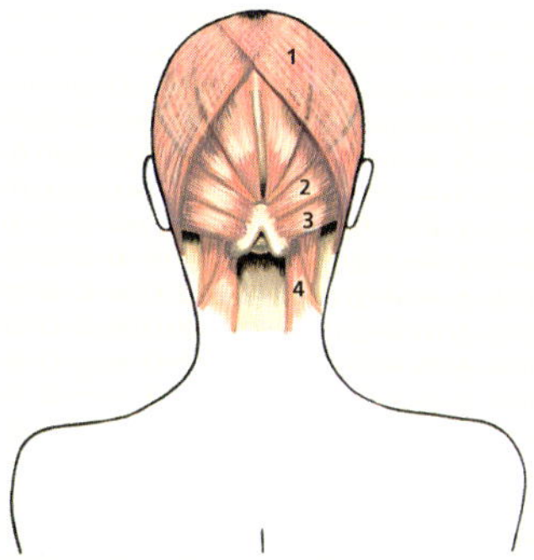

1 Kopfhochmuskeln (kreuzen sich am Kronenpunkt)
2 Kopfdreher/Kinn- und Wangenstraffer
3 Nackenstützer
4 Halsstrecker

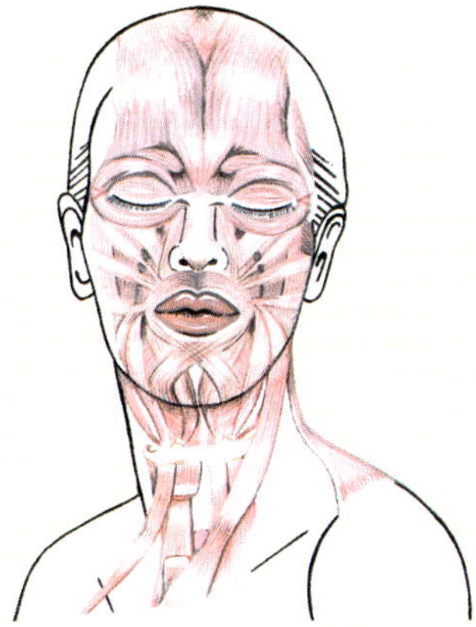

Muskeln sind Teamarbeiter: Nackenstern und Kronenpunkt sind die Grundlage, um die feinen und feinsten Muskeln im Gesicht wieder straff zu ziehen (siehe Abbildung S. 143).

der Steilfalte über der Nasenwurzel erklären. Wer die Brauen mal kurz im Zorn zusammenzieht und dann wieder entspannt, nützt diese Mimikmuskulatur in angemessener Weise. Wer die Stirn aus Gewohnheit zusammenzieht, ohne Zorn, beim Lesen oder Telefonieren, vielleicht um die Kurzsichtigkeit auszugleichen, gräbt sich selbst die Steilfalte in die Stirn.
Ein anderes Beispiel: Viele Frauen ziehen die Augenbrauen hoch, weil dann die Augen größer scheinen – und übersehen dabei, dass sie dafür die Stirn in Querrillen legen. Außerdem überdehnen die hochgezogenen Brauen den Ringmuskel des Oberlids. Entspannt sich die Stirn, senkt sich die Braue, das Oberlid hängt – Dackelblick.
Sie haben ein Aha-Erlebnis? Okay. Mehr.

Mundwinkel nach unten ziehen gepaart mit Gewohnheit führt zu einem griesgrämigen Ausdruck. Die Oberlippe zum Spitzmündchen zusammenziehen legt diese in fiese kleine Senkrechtfältchen. Schultern, die über Jahre chronisch hochgezogen wurden, verkürzen die Muskulatur am vorderen Brustkorb. Doppelkinn und Nasolabialfalten sind der Gewohnheit Dank. Werden die Lippen konstant an oder gar durch die Zähne gezogen, dünnen sie aus. Nasekräuseln kräuselt eben die Haut und legt sie seitlich an der Nase in Querfalten. Verengte Augenlider führen zu Falten am Oberlid, am

Unterlid oder zu Krähenfüßen und zu einem verkniffenen Gesichtsausdruck.

Falten sind natürlich

Bleiben noch die Lachfalten. Als ich 21 war, erklärte mir die Chefdekorateurin im Modegeschäft, in dem ich arbeitete: »Wenn du weiterhin so lachst, kriegst du Falten.« Sie versuchte mir allen Ernstes beizubringen, wie ich ohne Augen lachen kann. Eine meiner liebsten Freundinnen versuchte 18 Jahre später noch mal, mir faltenfreies Lachen beizubringen. Wieder ergebnislos. Sie hat von ihrer Faltenfreiheit um die Augen nun auch nichts mehr, sie verstarb leider viel zu früh an Krebs, ich vermisse sie sehr. Ich lache immer noch über mein ganzes Gesicht.
Allerdings verdanke ich meiner Faceforming-Methode, dass sich die Falten nach dem Lachen wieder mehr oder weniger glätten, weil eben die Muskeln, die für das Lachen mit den Augen zuständig sind, straff und prall sind und die darüber liegende Haut von dieser Straffheit profitiert.
Dieser Punkt ist mir ganz wichtig, deshalb noch einmal: Gegen Falten ist nichts einzuwenden. Ich bin, während ich dieses schreibe, 57 Jahre alt geworden. Ich finde es seltsam, wenn Menschen sagen: »Sie haben sich aber gut gehalten!« Oder: »Wow, das sieht man Ihnen aber nicht an!« Oder: »Sie sehen nicht wie 57 aus.« Ich sehe genau so aus, wie ich mit 57 eben aussehe. Auf die »Brille Fielmann«-Frage, ob ich alles noch einmal so machen würde, wenn ich von vorne anfangen könnte: Ich hätte Faceforming gerne früher entdeckt und entwickelt, nicht erst mit 48 ... Wer sich nicht einfach der Schwerkraft ergibt, sondern sich in ihr aufspannt, der lässt die Muskulatur für sich arbeiten. Die vernetzte Muskulatur ist für das Gesicht eine Art Stretchmaterial, das sich kurz in Falten legt, um die Stimmung, die Gefühle zu zeigen, und sich dann wieder automatisch glättet.

CANTIENICA® – New Faceforming ist ein methodisches Muskeltraining für den Kopf, das die Logik der Anatomie nutzt. Es werden nicht einzelne Muskeln trainiert, sondern immer Muskelgruppen, Muskelstränge, wie das ja auch bei der CANTIENICA®-Methode für Körperform & Haltung der Fall ist. In dieser Vernetzung entwickeln die Muskeln Liftingpower.

Bestandsaufnahme: So nehme ich mich wahr

In der direkten Arbeit kreisen anfangs viele Diskussionen um die Wahrneh-

mung. Wie kommen Körper und Kopf in das Bewusstsein, wie stelle ich es an zu spüren, wie ich mich halte, wie ich mich aufspanne, wie ich mich fühle? Denn davon hängt ab, ob Ihr Training, Ihre Arbeit mit meiner Methode Erfolg hat oder nicht: Die Haltung des Körpers und des Kopfes muss jederzeit bewusst sein und bewusst gesteuert werden können. Sie müssen bewusst wahrnehmen, wie Sie Ihren Kopf beim Autofahren halten, beim Gemüserüsten, im Schlaf, bei der Arbeit, am Telefon, in Konversationen, in Konfrontationen. Nur so können Sie jederzeit und überall die Veränderung von der alten Fehlhaltung in die neue Guthaltung vornehmen.
»Das ist doch nicht normal«, höre ich oft, »das ist doch verkrampft.« Ist es normal, wenn ich mir abhanden komme? Wenn ich nichts mehr von meinem Körper spüre? Wenn ich durchhänge und erst realisiere, dass etwas nicht stimmt, wenn mein Kiefer schmerzt, mein Ohr saust, mein Nacken steif ist? Ich finde, das bisschen Bewusstheit, das bisschen Arbeit an der Selbstwahrnehmung ist ein angemessenes Geschenk an den Bewegungsapparat dafür, dass er 100 Jahre reibungslos funktionieren kann.
Also: Ja, Aufrichtung des Körpers, Aufspannung der Muskulatur bedeuten anfangs Arbeit. Richtige Arbeit. Mit der Zeit wird die neu-alte Haltung »automatisch«.
Ich wünsche Ihnen, dass die neue Haltung bewusst bleibt, dass Sie den Unterschied zwischen der aufgespannten und der kollabierten Wirbelsäule immer spüren werden, den Unterschied zwischen einem hängenden und einem bewusst aufgespannten Kiefer, den Unterschied zwischen einem verbissenen und einem lockeren Mund.

Das gestohlene Lachen der Frauen

Nun ist die Selbstwahrnehmung einerseits die Voraussetzung dafür, alt oder gar krank machende Haltungs- und Mimikgewohnheiten zu verändern. Andererseits ist diese Selbstwahrnehmung auch eine richtig große Herausforderung. Einschleichen können sie sich unbemerkt, die Gewohnheiten, plötzlich sind sie da und benehmen sich so hartnäckig, als gehörten sie zu uns, als seien wir mit ihnen auf die Welt gekommen. Damit wir alt machende Gewohnheiten ändern können, müssen wir sie erst erkennen.
An unseren Mitmenschen sehen wir meistens mehr als an uns selbst. Nutzen Sie diese Eigenart. Beobachten Sie in Bahn, im Bus und im Einkaufs-

zentrum mal Menschen – ihre Gesichtszüge, wenn sie sich unbeobachtet fühlen, in Eile oder ohne Gegenüber sind. Wie viele entspannte, offene Gesichter begegnen Ihnen? Wie oft sehen Sie dagegen kleine, eingezogene Münder, hochgezogene Schultern, in Falten gelegte Stirnen, mahlende Kaumuskeln, verengte Augen, gekräuselte Nasen, eingezogene Wangen?

Versuchen Sie nun, sich selbst wahrzunehmen, achtsam zu werden für das, was Sie mit Körper und Gesicht den ganzen Tag anstellen. Konkret: Was für ein Gesicht setzen Sie auf, wenn Sie sich unbeobachtet fühlen?
Spitzen Sie den Mund?
Ziehen Sie die Lippen und die Backen durch die Zähne?
Lassen Sie die Mundwinkel hängen?
Ziehen Sie die Mundwinkel hoch?
Rümpfeln Sie die Augenlider?
Ziehen Sie die Brauen zusammen?
Oder ziehen Sie die Stirn hoch?
Sind Ihre Gesichtszüge entspannt?
Verspannt?
Eine meiner Lieblingsfragen an alle Leserinnen: Wie lachen Sie? Das typische Frauenlachen in unserer Kultur, verstohlen und verschluckt? Mit hochgezogenen Schultern und eingesunkenem Brustkorb? Als schämten Sie sich für das eigene Lachen? Bitte jetzt nicht lachen, und wenn, dann aufgespannt, laut und schallend: Mir fällt auf, dass eine unter hundert Frauen frei und offen und laut lacht! Hoffentlich sind Sie das. Das andere, das gequetschte Lachen drückt das Zwerchfell nach unten, lässt die Lungen unterernährt, verkürzt die Muskulatur am Brustkorb und verursacht – Falten. Nein, nicht Lachfalten, sondern die anderen, die alt machenden.

Achten Sie mal bei sich selbst, bei Ihrer Mutter, bei Ihren Schwestern, bei Ihrer Tochter darauf: Wie lachen sie? Voll und laut oder kichernd, glucksend in sich hinein? Öffnet sich der Brustkorb, werden die Augen groß und weit, oder zieht sich im Gesicht und an den Schultern alles zusammen und ein? Und wie lachen die Männer in Ihrer Familie? Groß, raumfüllend, breitschultrig, laut?
In mein Poesiealbum schrieb einer meiner Lehrer: »Mädchen, die lachen, Hähne, die krähn, denen sollte man beizeiten den Hals herumdrehn.« Oder so ähnlich. Heute weiß ich, dass der »Denkspruch« im Original von »Mädchen, die pfeifen« sprach. Doch der ist genauso dumm. Junge Frauen schreiben heute Blogs, keine Poesiealben mehr, und die Lehrer sollen, so höre ich, zuweilen auch dazugelernt haben.

Wahrscheinlich sind junge Frauen die Töchter von Frauen, die noch Poesiealben mit bescheuerten Unsinnsprüchen hatten, oder sie sind ihrerseits die Töchter von Frauen, die nun wirklich nichts zu lachen hatten. Das »gestohlene Lachen« ist wohl ein Überbleibsel aus der Zeit, als Frauen keine Hosen trugen, nicht fluchten, die Beine züchtig nebeneinander stellten und die Knie in jeder Lebenslage bedeckt hielten. Das hat sich alles verlaufen, nur das gehemmte, verklemmte, Falten machende, Busen erschlaffende Lachen ist geblieben. Ich habe keine Ahnung, weshalb diese Nachahmung die ganze Emanzipation verpasste …

Um den eingefleischten Haltungs- und Mimikmustern auf die Schliche zu kommen, können Sie auch die Menschen in Ihrer Umgebung befragen. Bitten Sie die Arbeitskollegin, jedes Mal mit den Fingern zu schnippen, wenn Sie eine Schnute ziehen oder die Stirn kräuseln. Der Liebste oder die Freundin oder die Schwester oder die Mutter oder der Ehemann soll laut in die Hände klatschen, wenn Sie kleinlaut lachen. Stellen Sie einen Spiegel neben Ihren Computer oder neben das Telefon, und beobachten Sie sich im Alltag.

Falls Ihnen das Argument Schönheit und Ausstrahlung für diesen Aufwand nicht ausreicht: Aufspannung, gute Haltung und hochziehende Gesichtsmuskeln machen auch glücklich. Mit den Muskeln hebt sich die Stimmung. Vermutlich kennen Sie den Trick mit dem 60-Sekunden-Lächeln: Wer in traurigster Stimmung die Mundwinkel 60 Sekunden hochzieht, ist nicht mehr traurig. Die schiere Muskelaktivität produziert Glückshormone, die Glückshormone verändern die Stimmung. Stellen Sie sich vor, wie die Glückshormone auf Touren kommen, wenn Ihr ganzer Körper mit allen Muskeln lächelt!

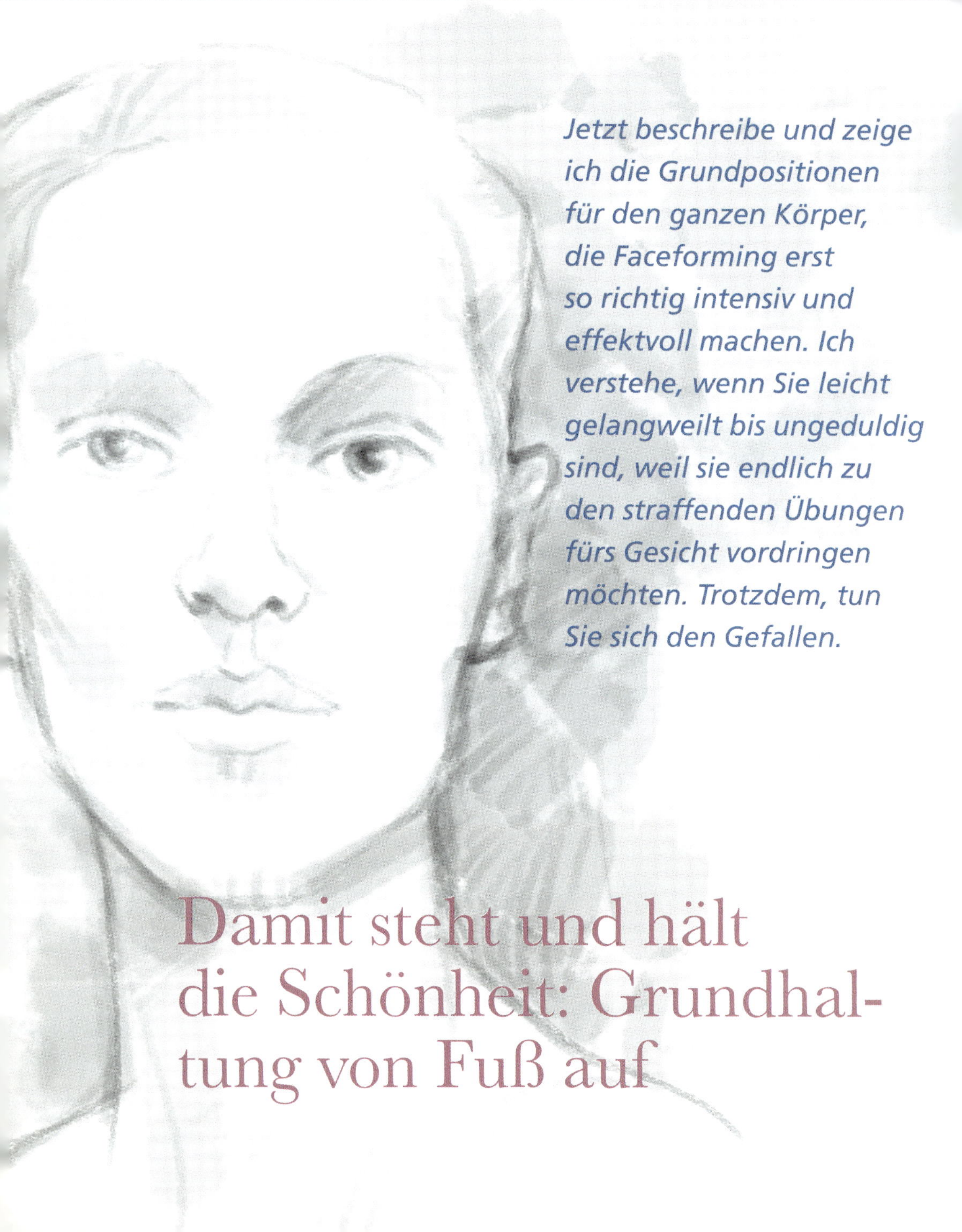

Jetzt beschreibe und zeige ich die Grundpositionen für den ganzen Körper, die Faceforming erst so richtig intensiv und effektvoll machen. Ich verstehe, wenn Sie leicht gelangweilt bis ungeduldig sind, weil sie endlich zu den straffenden Übungen fürs Gesicht vordringen möchten. Trotzdem, tun Sie sich den Gefallen.

Damit steht und hält die Schönheit: Grundhaltung von Fuß auf

Diese Grundpositionen sind eine Wohltat für Ihren Rücken, sie können Spannungskopfschmerzen zum Verschwinden bringen, sie vernetzen die gesamte Tiefenmuskulatur inklusive Beckenboden, und das Rückenmark kann von jedem Druck befreit arbeiten.
Sie können diese Grundübungen leicht in Ihren Alltag einbauen. Setzen Sie sich vor einen großen Spiegel, und rutschen Sie auf Ihrem Stuhl ganz vorne an den Rand. Die Füße stehen hüftweit auseinander und befinden sich in V-Stellung, d. h., die Fersen sind sich näher als die Zehen. Die Knie sind genau über den Fersen, und die Hände liegen entspannt auf den Oberschenkeln. Ziehen Sie den höchsten Punkt am Kopf noch höher, während Steiß- und Schambein gleichzeitig in die Gegenrichtung dehnen. Wichtig ist die Gleichzeitigkeit. Das Prinzip »Zug und Gegenzug« dehnt die Muskeln in beide Richtungen und gibt ihnen so mehr Spannkraft. Die Wirbel und Gelenke werden auseinander gedehnt. Becken und Brustkorb finden die ideale Position zueinander.

Nun lassen Sie die Ellbogen schwer nach unten fließen und drehen die Muskeln der Oberarme nach hinten aus. Achtung, das ist eigentlich keine Bewegung, sondern eine anatomische Anordnung der Muskulatur. Stellen Sie sich vor, jemand binde Ihnen ein Handtuch um den Oberarm und ziehe daran – nach hinten. So soll es sich anfühlen, nur sanfter.
Spüren Sie einen Zug über Brust- und Schlüsselbeinen und legen sich Ihre Schulterblätter flach an den Rücken, dann haben Sie schon das perfekte Feedback: Sie machen es gut. Sind Sie unsicher, können Sie die Freundin bitten, Ihnen wirklich ein Tuch um den Oberarm zu legen und die Muskeln auszudrehen. Achtung, der Unterarm dreht nicht mit.

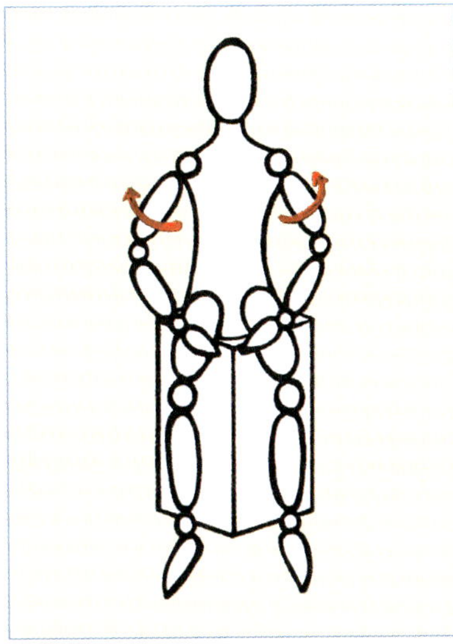

Die perfekte Grundhaltung des Menschen: aufgespannt und zugleich entspannt.

Mr. Spock küsst eine Luftfee

Öffnen Sie nun leicht den Mund. Die hinteren Enden der Zunge nach oben an den Gaumen und seitlich zu den Ohren ziehen. Wie das geht? Nur Mut, Ihre Zunge kann das, unterstützt vom Gaumensegel. »Männchen« oder »die Kobra« machen im Mund«, so nennen wir es im Unterricht. Am besten funktioniert es, wenn Sie das Kinn so halten, dass es einen rechten Winkel zum Hals bildet. In dieser Position schwebt das Basisgelenk des Schädels auch frei auf dem Atlas.

Pulsieren Sie mit dem Zungenende ganz hinten oben ans Dach des weichen Gaumens, d. h., Sie pressen das Zungenende an den Gaumen, lösen es leicht, pressen wieder, lösen, pressen usw. Beobachten Sie im Spiegel, wie sich die gesamte Halsmuskulatur strafft und das Doppelkinn wie von Zauberhand verschwindet. Das ist Ihre Kontrollmöglichkeit: Der Übergang vom Kinn zum Hals wird hoch- und regelrecht eingezogen.
Als Nächstes stellen Sie sich vor, dass Ihre Lippen eine Art Luftfee küssen. Der Sinn der Vorstellung: Die Lippen lösen sich von den Zähnen und werden aktiv. Bitte das Spiegelbild checken: Der Mund sieht aus wie knapp vor einem gehauchten Kuss. Die Lippen sind völlig entspannt, keine Fältchen darüber, darunter oder daneben.

Lassen Sie die Lippen so in der Luft stehen, und pulsieren Sie mit den Zungenenden nach hinten oben. Damit haben Sie die Muskeln zwischen Kinn und Ohren bereits in eine Zugspannung gebracht, die Zunge spannt die schwimmenden Muskeln nach hinten auf, die vorgezogenen Lippen nach vorne. Die hochgezogene Zungenwurzel aktiviert übrigens im Mund die Verbindungsmuskeln zu den Ohren. Falls also die Ohren bei jedem Puls ebenfalls

Glättet Hals, Kinn und setzt die Ohren in Bewegung: Die Zungenenden liegen hinten oben am Gaumendach – wie eine Kobra.

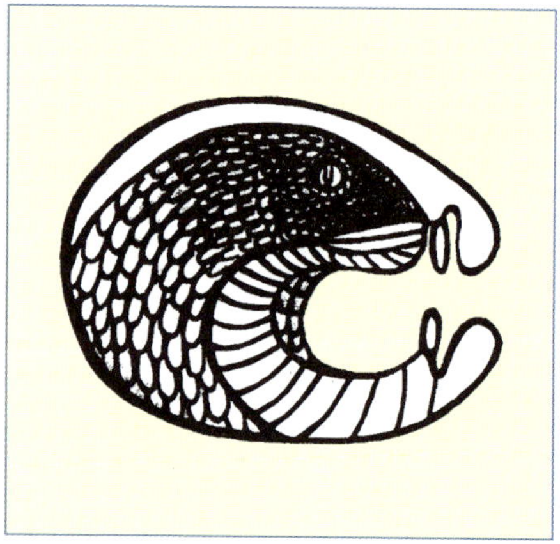

hochgehen, als seien Sie mit Mister Spock verwandt: Nur zu. Applaus. Sie kennen Mr. Spock nicht mehr, den Vulkanier aus der TV-Serie Raumschiff Enterprise? Der hatte sehr schwarze Haare, die am Kopf klebten, und kunstvoll zugespitzte Ohren, die Mr. Spock ergötzlich hochzog, wenn er bei Erdenmenschen vollkommen überflüssige Gefühle wie Verliebtsein, Begeisterung, Wut oder Angst wahrnahm und völlig emotionslos mit seinem typischen »fas-zi-nie-rend« quittierte. Interessanterweise hatte Mr. Spock trotz mimischer Gefühlsarmut sehr viele und tiefe Falten …

Die Lippen von den Zähnen wegziehen, die Ohren nach hinten oben dehnen: So entsteht ein muskelstraffender Zug-Gegenzug.

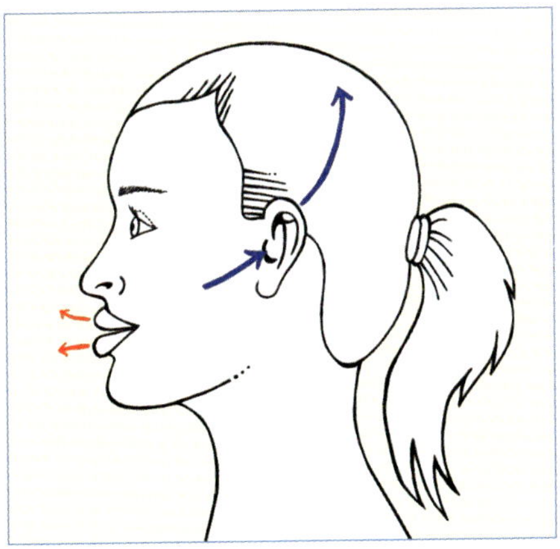

Eine Reise ins Faltengebirge

Geheimnisse der Landschaft: Schon nach dem ersten kurzen Berühren der Gesichtspunkte merke ich eine Reaktion der feinen Muskeln. Diese ist sehr fein, zu sehen ist nichts, und selbstständig steuern kann ich diese Reaktion auch nicht. Aber es ist ein Erlebnis, Muskeln zu spüren, von deren Existenz ich bisher nichts wusste.

Der erste steile Anstieg: In der Woche zu Hause passiert leider nicht viel. Es gelingt mir nicht, von der eher reflexhaften Reaktion zu einer aktiven, selbst gesteuerten zu kommen.

Wie im Rausch die nächsten 1000 Höhenmeter: In der zweiten Sitzung kommt der Durchbruch. Wie auf Befehl kann ich plötzlich meine Wangen nach außen ziehen, die Stirnfalten glätten, alles zusammen zum Kronenpunkt ziehen – ich bin wie im Rausch und kann gar nicht mehr aufhören.

Der Blick für die Landschaft: Dauernd muss ich den Menschen ins Gesicht gucken. Was gibt es für schöne Gesichter – wie unaufmerksam geht manch eine und manch einer damit um! Sehe ich eine krause Stirn, glätte ich meine sofort, ein verkniffener Mund animiert mich zum Lippentraining, Hängewangen ziehe ich stellvertretend hoch.

Der Weg ist das Ziel: Mein ganzes Gesicht wird und wirkt viel offener, dadurch fühle ich mich präsenter, nicht mehr so versteckt hinter den Faltenbergen. Die Spannung im Gesicht ist auch ein Lebensgefühl. Es geht mir nicht (mehr?) darum, konkrete Falten wegzubekommen, sondern ein waches, aufmerksames und aktives Gesicht zu erhalten. Mit viel Spaß absolviere ich den Kurs.

Die Mühen der Ebene: Der Kurs ist schon lange vorbei, Faceforming ist ein Teil meines Lebens geworden. Auf dem Fahrrad, in Konferenzen, vor

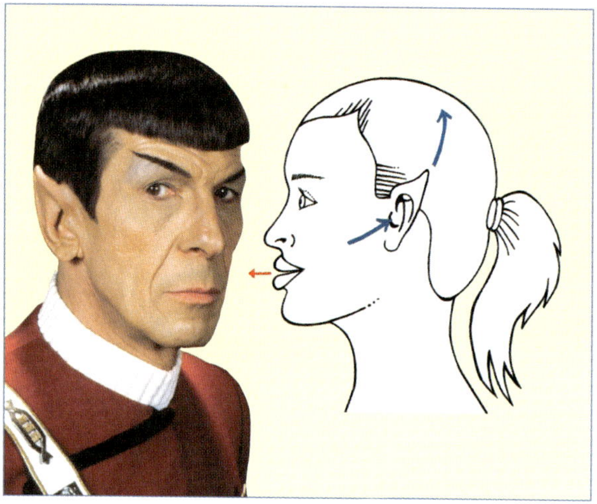

Gestatten, Mrs. Spock: Ohren spitzen und nach hinten oben dehnen, gleichzeitig ein faltenfreies Schnütchen ziehen. Daneben: Mr. Spock in Star Trek III (1984).

Die Ohren wackeln nicht? Aufspannung checken. Vielleicht sitzen Sie wieder mit rundem Rücken. Vielleicht recken Sie das Kinn vorne hoch, um in den Spiegel zu sehen. Vielleicht ist Ihre Nackenmuskulatur verkürzt. Es ist auch nicht wichtig, dass die Ohren sich bewegen, Sie können Ihr Gesicht auch so formen.
Wenn die Ohren »spocken« können, dann ist es einfach ein sicheres Zeichen dafür, dass Sie auf dem richtigen Weg sind.

Nackenstern mit Kronenpunkt

Apropos Feedback: Es ist an der Zeit, dass ich Ihnen ein Geheimnis verrate, das meiner Methode zugrunde liegt. Dieses Geheimnis macht es Ihnen ganz einfach festzustellen, ob Sie es »richtig« machen. Sehen Sie im Spiegel genau hin. Denn so, wie es jetzt ausschaut, so wird es. Sehen Sie das Spiegelbild schön und faltenfrei – falls nötig, bitte Brille aufsetzen –, dann machen Sie es gut. Falten an der Oberlippe? Zurück an den Anfang. Runzeln auf der Stirn? Entspannen. Heruntergezogene Mundwinkel? Loslassen. Bitte die Mundwinkel auch nicht zu einem Kunstlächeln Richtung Ohren verziehen.

Gewohnheitsmäßig gemacht, verstärkt dieses Dauerlächeln des Mundes die Nasolabialfalten. So heißen die vertikalen Rillen, die sich von der Nase am Mund vorbei zum Kinn bilden. Sie erinnern sich, ich behauptete einige Seiten vorher, die Haltung sei daran schuld. Wenn Sie umsetzten, was ich vorschlug und wie ich es vorschlug, so müssten Sie die Richtigkeit meiner Behauptung im Spiegelbild bereits wahrnehmen können. So. Jetzt setzen Sie eine Hand an den Haaransatz über

der Stirn. Die andere Hand legen Sie in den Nacken. Rechen Sie nun mit den Fingern beider Hände Richtung Hinterkopf. Durch die Haare. Kraftvoll. Klar. Hände wegnehmen, wieder am Haaransatz ansetzen, mit der vorderen Hand von der Stirn zum Hinterkopf, mit der hinteren Hand vom Nacken zum Oberkopf, Hände lösen, wieder vom Haaransatz aufeinander zurechen, bis sich die Finger treffen. Da, wo sich die Finger treffen, liegt mit größter Wahrscheinlichkeit Ihr Kronenpunkt, die Stelle, an der sich die Schädelknochen verbinden. Darüber liegt ein Muskelkranz, den ich bislang in keinem Anatomiebuch, aber auf jedem Kopf finde. Ja, auf JEDEM. Rechen Sie weiter mit Ihren Fingern durch die Haare über die Kopfhaut, rundherum, immer vom Rand her zum Krönchen – damit die Muskeln wissen, was Sie von ihnen wollen, die Massage können Sie Ihrem Friseur überlassen. Ich verspreche Ihnen, spätestens beim 37. Mal Hochstreichen regt sich Ihr Krönchen, kribbelt und heizt und ruft: »Hier bin ich.«
Sie haben nun die Aufhängemuskulatur geweckt: den Nackenstern und

dem Fernseher – bei jeder Gelegenheit straffe ich irgendeinen Teil meines Gesichts. Nach den anfänglichen raschen Erfolgen geht es nun langsamer vorwärts. Tendenziell arbeite ich besonders mit den Gesichtsmuskeln, die sowieso schon relativ stark sind.
Den Sechstausender vor Augen: Mit den Ohren wackeln kann ich immer noch nicht! Das ist mein großes Ziel, daraus schöpfe ich die Motivation, nun doch gerade die Muskeln zu trainieren, die noch nicht so ausgeprägt sind. Irgendwann werde ich es schaffen, das Ohrenwackeln, mein persönlicher Sechstausender.

Susanne Gehlen, Jahrgang 1964, Kundin im CANTIENICA®-Studio von Luise Reggentin in Köln

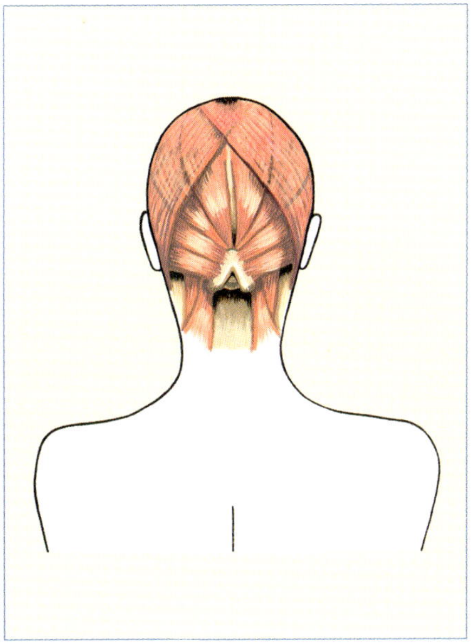

Wecken Sie den Nackenstern so oft wie möglich, mit kräftigem Fingerharken von unten nach oben.

den Kronenpunkt. An diesen Muskeln hängt jetzt alles.

Grundaufspannung mit Atem

Die Grundposition im Sitzen einnehmen: Füße befinden sich in einer leichten V-Stellung und die Knie über den Fersen. Kronenpunkt zur Decke dehnen, gleichzeitig Scham- und Steißbein nach unten ausrichten. Mit den Sitzbeinhöckern blinzeln: zart zusammenziehen, lösen, zusammenziehen, lösen.
Dieses Muskelspiel mit der innersten Beckenbodenschicht erleichtert Ihnen das aufrechte Sitzen. Schultern nach außen unten entspannen. Mund ganz leicht offen. Zungenenden an den Gaumen legen, Lippen von den Zähnen wegdenken. Das ist für alle kommenden Übungen Ihre Grundhaltung.

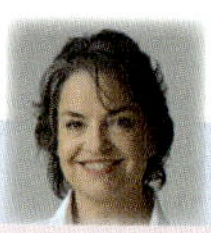

Mein Tipp

Achten Sie darauf, was Sie mit den Augen machen. Sobald die Augen nach oben gehen, verändert sich die Stellung des Schädels auf dem Atlas, und die Schwerelosigkeit verabschiedet sich.

Die folgenden Übungen nutzen den Atem als Kommunikationsmittel zwischen den Muskeln und Gelenken des Kopfes. Wichtig ist, dass Sie aufgerichtet und aufgespannt sitzen und den Kopf leicht und entspannt auf dem Atlas thronen lassen. Der Mund ist leicht geöffnet und der Kronenpunkt am goldenen Faden aufgehängt. Je entspannter Sie arbeiten, umso mehr werden Sie spüren können. Stellen sich die Sensationen nicht sofort ein, bitte nicht frustriert sein, einfach dranbleiben. Sie werden Ihre Kopfgelenke singen hören und tanzen spüren, ich verspreche es! – Und denken Sie nicht zu viel nach, einfach machen. Das Zusammenspiel zwischen Atmung und Muskulatur ist älter als die Grübelabteilung im Gehirn. Sie wissen, was sie können, die Muskeln und die Atmung.

Vielen Menschen fällt es leichter, mit den feinen Kopfatmungen zu arbeiten, wenn sie vorher große Atemreisen im Körper machten und die subtile Wirkung schon kennen. Setzen Sie sich aufrecht hin, Kronenpunkt nach oben, Steiß- und Schambein nach unten dehnen. Schultern entspannen. Nun stellen Sie sich vor, Sie atmen an den Sitzbeinhöckern ein, während Sie diese gleichzeitig näher zueinander ziehen. Lassen Sie Ihr Bewusstsein mit dem

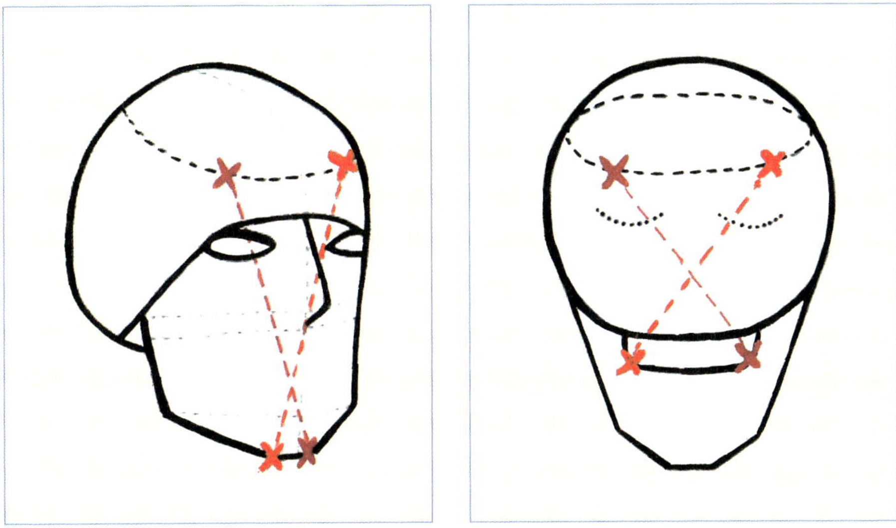

Kleine Atemdiagonalen, die Liftingwunder wirken: von der Kinnspitze zu den Geheimratsecken und vom Atlas zu den Hutrandpunkten.

Atem durch Steißbein, Kreuzbein, durch die Lendenwirbel, Brustwirbel, Halswirbel, durch den Kopf wandern und am Kronenpunkt austreten. 5-mal.

Stellen Sie sich vor, Sie atmen am rechten Sitzbeinhöcker ein, führen den Atem zur linken Schulter, ausatmen durch den linken Ellbogen. Am linken Sitzbeinhöcker ein-, zur rechten Schulter, am rechten Ellbogen ausatmen. Wieder von rechts unten nach links oben, jede Diagonale 5-mal.
Klingt für Anfänger seltsam, der Körper weiß indes schon das Richtige mit diesen Atmungen anzufangen.

Ich brauche sie unendlich oft im Alltag, um mich schnell und behutsam aufzurichten, die Diagonalatmung ist inzwischen schon ein Automatismus.

Kleine Diagonale im Gesicht

Legen Sie den rechten Mittelfinger ganz zart seitlich rechts an das Kinn. Den linken Mittelfinger auf den breitesten Punkt an der Schläfe links legen. Ich nenne diese Stelle »Geheimratsecke«. Nun stellen Sie sich vor, Sie atmen am Kinn rechts ein und an der Stirn links aus. Fingerstellung ändern: Den linken Mittelfinger auf die linke Kinnseite legen, den rechten Mittel-

Operation positiv unterstützt

Ich hatte einen angeborenen Defekt des Levatormuskels des Oberlids (Ptose). Als die Operation anstand, habe ich von einer lieben Freundin den Tipp bekommen, mich mittels der CANTIENICA®-Methode auf die Operation vorzubereiten. Dank der CANTIENICA®-Methode war ich nicht mehr bloß auf das Geschick der Ärzte angewiesen, sondern konnte aktiv einen Beitrag zur erfolgreichen OP leisten. Im CANTIENICA®-Institut wurden individuell Faceforming-Übungen für mich zusammengestellt, die die Muskeln, die im Umfeld des zu operierenden Teils lagen, trainierten. So war ich im Vorfeld perfekt für die Operation vorbereitet und konnte auch einen wichtigen Beitrag zu einer Heilung mit optimalem Ergebnis leisten. Ich habe durch Faceforming Muskeln in meinem Gesicht wahrgenommen und trainiert, von denen ich zuvor nur eine vage Vorstellung hatte, dass sie überhaupt existieren.

Susanne K., 35, Kaufmännische Angestellte. Trainiert in Wien im CANTIENICA®-Studio bei Elisabeth Kiener

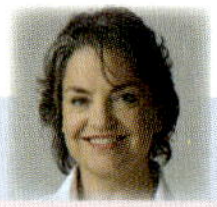

Mein Tipp

Mit ein wenig Übung brauchen Sie die Finger bald nicht mehr als Unterstützung für diese Grundaufspannung. Sie können die Diagonalatmungen überall und jederzeit unbemerkt üben: am Computer, im Restaurant, auf der Reise. Zur Belohnung fühlen Sie sich wach und können sich besser konzentrieren.

finger an die rechte Schläfe, unten einatmen, diagonal zur Stirn, ausatmen, Finger wechseln. 10-mal.

Kleine Diagonale am Hinterkopf

Den rechten Mittelfinger im Nacken rechts an den Atlas legen. Den linken Mittelfinger an den Rand der breitesten Stelle des Hinterkopfes. Es gibt für diesen Punkt keine geläufige Bezeichnung. Ich nenne ihn »Hutrand«, weil ein gut sitzender Hut eben hier aufliegt. Atmen Sie beim rechten Finger ein und beim linken Finger aus. Fingerstellung wechseln: Den linken Mittelfinger zart links an den Atlas legen, den rechten Mittelfinger auf den rechten Hutrand, unten einatmen, diagonal zum zweiten Finger, ausatmen. 10-mal. Wenn Sie das Gefühl haben, die Schädelknochen und Gelenke bewegten sich unter Ihren Fingerspitzen: So ist es. Glauben Sie es.

Große Kopfdiagonalen

An der rechten Kinnspitze ein-, am linken Hutrand ausatmen. An der linken Kinnspitze ein-, am rechten Hutrand ausatmen. 10-mal. Das Schwebegefühl der Knochen intensiviert sich? Bravo. Am linken Rand des Atlas ein-, bei der rechten Geheimratsecke ausatmen. Am Atlas rechts einatmen, den Atem zur linken Geheimratsecke leiten, ausatmen. 10-mal. Sie spüren nichts? Steht der Mund noch offen? Zungenende wieder ausrichten, das Kinn muss im rechten Winkel zum Hals stehen. Augen geradeaus oder zur Nasenspitze schauen lassen, und ein und aus und …

Heilung über Nacht

Bereits in der ersten Nacht nach meinem Faceforming®-Intensivtraining hörte ich auf, mit den Zähnen zu knirschen. Mit CANTIENICA® – New Faceforming verschwinden meine Anspannungen im Nacken und in den Schultern wie von selbst. Die tollen Diagonalatmungen gehören für mich heute genauso zum Alltag wie der Kaffee am Morgen.

Daniela Cascarino, Jahrgang 1974, Büroangestellte und CANTIENICA®-Instruktorin, Wetzikon, Schweiz, www.bodyworx.ch

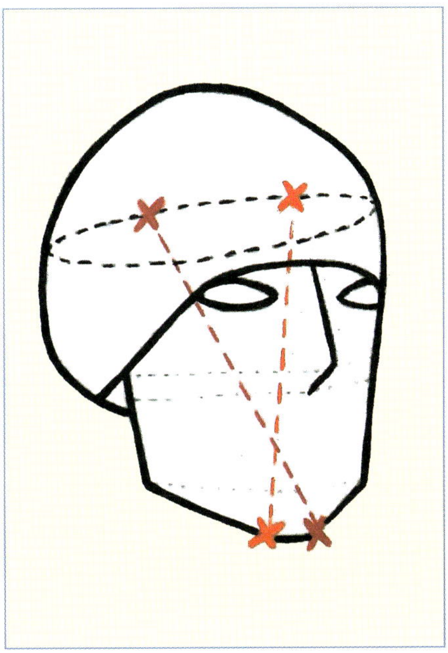

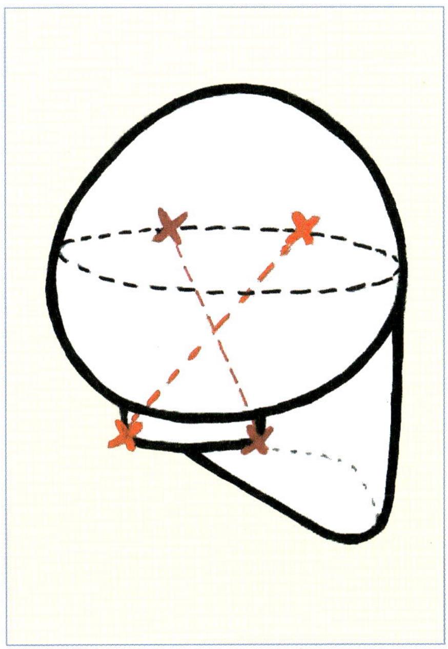

So können Sie sich die großen Atemdiagonalen durch den Kopf besser vorstellen: von der Kinnspitze zum Hutrand, vom Atlas zur Geheimratsecke.

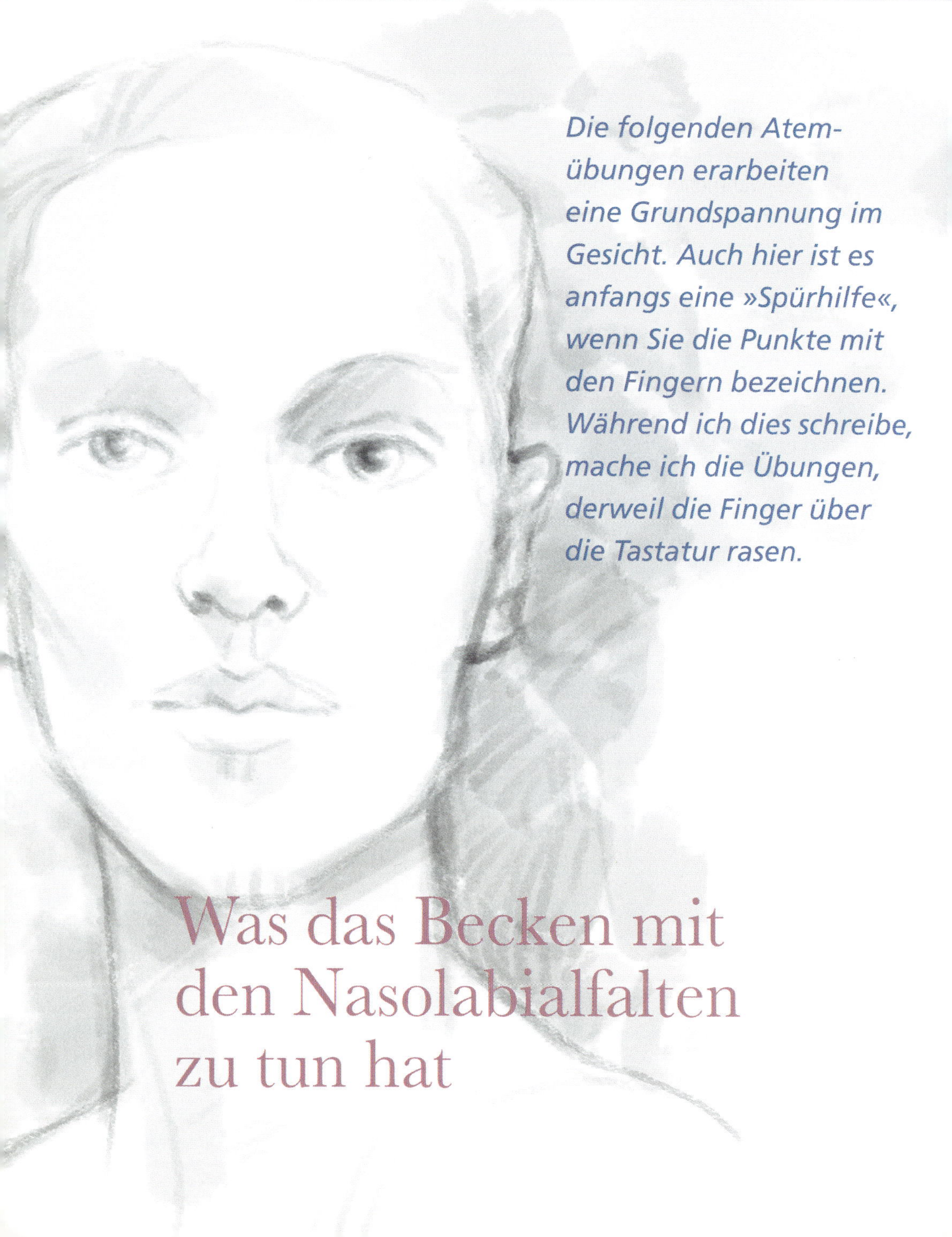

Die folgenden Atemübungen erarbeiten eine Grundspannung im Gesicht. Auch hier ist es anfangs eine »Spürhilfe«, wenn Sie die Punkte mit den Fingern bezeichnen. Während ich dies schreibe, mache ich die Übungen, derweil die Finger über die Tastatur rasen.

Was das Becken mit den Nasolabialfalten zu tun hat

Was das Becken mit den Nasolabialfalten zu tun hat

Es kann sein, dass Sie beim ersten Versuch nichts oder nicht viel wahrnehmen. Ist das so, checken Sie als Erstes Ihre Haltung. Ging sie verloren, dann bauen Sie die Haltung einfach wieder auf. Sie wissen schon: Füße leicht in V-Stellung, direkt und knochengenau auf den Sitzbeinhöckern ausrichten, Scham- und Steißbein nach unten und den Kronenpunkt im Gegenzug nach oben dehnen. Mund leicht geöffnet, Zungenenden am hinteren Gaumendach.
Das reicht nicht? Dann streicheln Sie das Brustbein lang. Die Finger in der Mitte des Brustbeines auflegen und gleichzeitig zart nach unten und nach oben streichen. Zart. Vielleicht spüren Sie im oberen Drittel Ihres Brustbeines eine Art Knubbel. Da hätten Sie den Beweis für die Verkürzung der Strukturen am vorderen Brustkorb. Mit der neu-alten Guthaltung kann sich der Knochen wieder dehnen, wie es der Bauplan für ihn vorsieht, und Sie können an der Begradigung dieses Knubbels die eigenen Fortschritte ablesen.

Kinn zu Kiefergelenk

Einatmen an der Kinnspitze. Den »Atem teilen«. Links und rechts zu den Kiefergelenken leiten, ausatmen. Es soll ein klarer Zug der Muskeln vom Kinn zu den Kiefergelenken spürbar sein. Wiederholen Sie dies 5-mal.

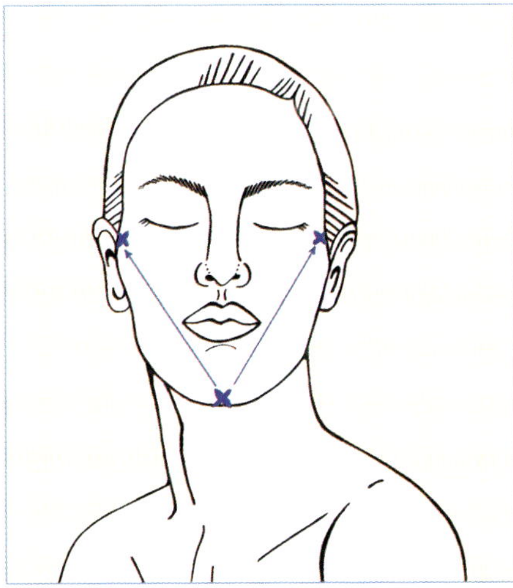

Aufspannübung mit Atmung: von der Kinnspitze zu den Kiefergelenken.

Amorbogen zu Schläfe

Einatmen über dem Amorbogen – so heißt der Bogen in der Mitte der Oberlippe. Den Atem zu den Schläfen ziehen, ausatmen. Jetzt dehnen sich die Muskeln über dem Jochbein. Wiederholen Sie dies 5-mal.

»Drittes Auge« zu Stirn

Einatmen am »dritten Auge«, das in der Mitte der Stirn über der Nasenwurzel liegt. Zu den Geheimratsecken hochziehen, ausatmen. Diese kleine

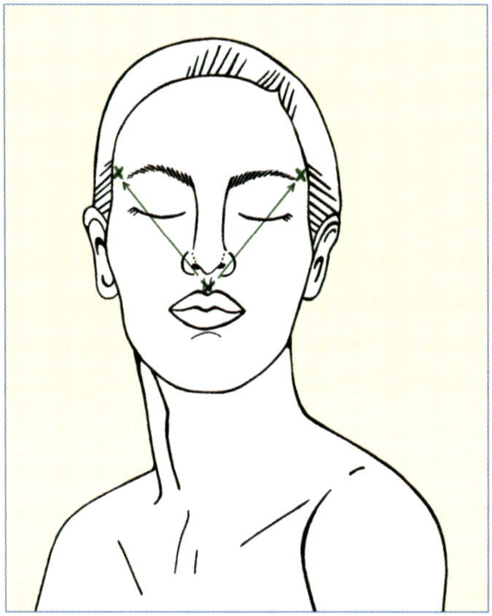

Für die Muskeln der Augenpartie: vom Amorbogen zu den Schläfen atmen.

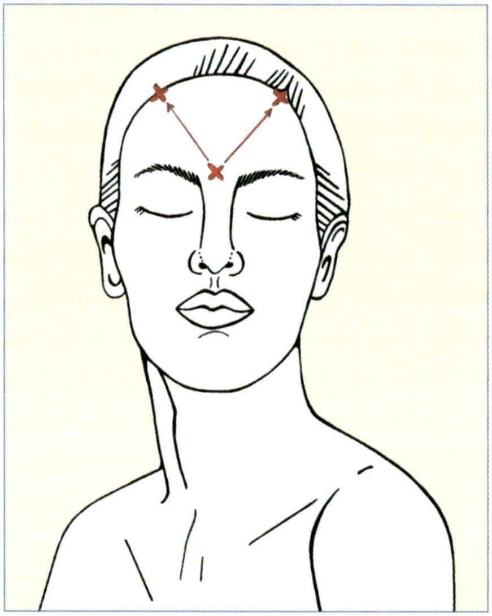

Glättet die Stirn: am 3. Auge ein- und über den Geheimratsecken ausatmen.

Atemreise weckt die Vernetzung der Muskeln um das Auge und an den Schläfen. Wiederholen Sie dies 5-mal.

Ballontricks

Der Trick für die großen Skeptikerinnen und Skeptiker: Schädelknochen ausdehnen mit Ballonen, so können Sie das Echo spüren. Blasen Sie zwei Ballone nicht zu groß auf. Legen Sie einen links, einen rechts an den Wangenknochen, mit zarter Hand, ganz ohne Druck der Finger. An der Kinnspitze ein- und an der Geheimratsecke ausatmen, abwechselnd links und rechts. Irgendwann spüren Sie die klitzekleine Bewegung der Schädelknochen verstärkt durch die Ballone.

Ein weiterer Trick: Einen Ballon an die rechte Kinnspitze legen, den anderen an die linke Geheimratsecke, mit dem Atem die Muskeln aufspannen. Seite wechseln. Sie sollten nun ebenfalls durch die Ballone spüren können, dass sich »etwas« und wie sich dieses Etwas bewegt.

Falls Sie nichts spüren: Sind Sie sicher? War da nicht doch ein Gefühl der Ausdehnung? Dranbleiben, weitermachen, das kleine Etwas wird sich zu etwas Eindeutigem auswachsen. Eindeutig nichts? Aufspannung, Haltung checken, neu aufbauen. Auf die Kopfhaltung achten, der Kopf soll auf dem Atlas schweben. Mund leicht öffnen. Zungenenden zu den Ohren ziehen. Hilft alles nichts? Kommen Sie her, ich zeig Ihnen, wie's geht. Ich habe noch jeden Schädel innerhalb kürzester Zeit dazu gebracht, die Knochen und Gelenke tanzen zu lassen. Falls der Weg nach Zürich zu weit ist: Unter www.cantienica.com finden Sie die Adressen von CANTIENICA® – New Faceforming-Instruktor/innen.

Alles ist mit allem vernetzt

Meistens steht den tanzenden Schädelknochen »nur« die eigene Wahrnehmung im Weg. Wir sind in unserer Kultur auf »immer größer, immer weiter, immer doller« getrimmt. Die Achtsamkeit und die Bewusstheit für die leisen Töne, für die subtilen Veränderungen in unseren Körpern sind uns abhanden gekommen. Der Körper ist auch unter den Spezialisten aufgeteilt: Der eine beschäftigt sich nur mit den Füßen, der nächste Orthopäde beschäftigt sich nur mit dem Knie oder den Hüftgelenken, dieser Arzt spezialisiert sich auf den Rücken, jener auf das Herz. Der Urologe hat's mit Nieren und Blase. Der Kieferspezialist hat vom Becken keine Ahnung. Diese bauklotzartige Aufteilung ist künstlich, sie hat mit der Natur des Körpers nichts zu tun. Denn an uns und in uns ist alles mit allem vernetzt.

Wie sehr alles mit allem vernetzt ist, bestätigt eine Beobachtung, von der mir Solveig Hoffmann, Frauenärztin und CANTIENICA®-Instruktorin, berichtet: Das Tragen von Gleitsichtbrillen stresst die Haltung bis in den Beckenboden. Wer unentwegt mit der Kopfhaltung Fern- und Nahsicht mit fließenden Übergängen austarieren muss und nicht bewusst dagegenhält, schwächt die Beckenbodenmuskulatur bis zur Verschlimmerung oder gar Auslösung von Inkontinenz! »Beim Wechsel von Fernsicht zu Nahsicht schiebt sich das Kinn vor, die Halswirbelsäule krümmt sich, die oberen Halswirbel werden gestaucht«, erläutert die Frauenärztin, die in einem Gesundheitszentrum auf den Kanaren mit der CANTIENICA®-Methode therapiert. »Ich frage inzwischen alle Patienten, die wegen Blaseninkontinenz in die Therapie kommen, ob sie Gleitsicht-

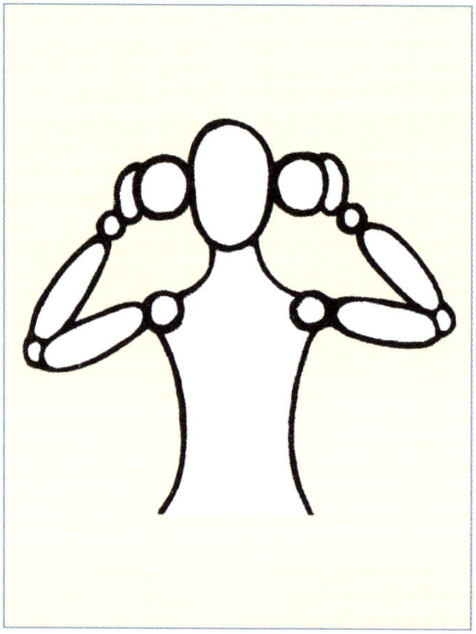

Spüren, wie sich die Schädelknochen bewegen: Ballone seitlich an die Wangen legen.

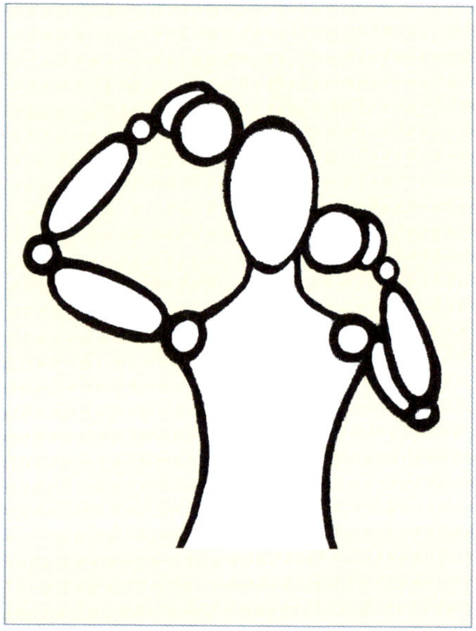

Diagonaldehnung: Ballon an Kinnspitze und am Schädelknochen.

brillen tragen. Oft fällt erst in dem Moment das zeitliche Zusammentreffen des Tragens einer Gleitsichtbrille mit der Verschlimmerung ihrer Inkontinenzbeschwerden auf.«

Gleitsichtbrillen – bitte nicht verwechseln mit den bifokalen Gläsern, die nur eine Sicht korrigieren, nah oder fern, und einen klaren Übergang von einem zum anderen haben. So eine trage ich selbst – und glauben Sie mir, mein Beckenboden ist stark.

Solveig Hoffmann rät ihren Patienten, die Brille abzusetzen, wann immer es möglich ist. »Ich empfehle grundsätzlich, das Tragen der Gleitsichtbrille möglichst kurz zu halten. Beim Lesen und Schreiben kann man eine Nahbrille tragen, beim Autofahren und beim Sport ist die Fernbrille angesagt.« Manchmal bekomme sie zur Antwort, es sei doch peinlich, dauernd die Brillen zu wechseln. Solveig Hoffmanns Antwort darauf: »Was ist unange-

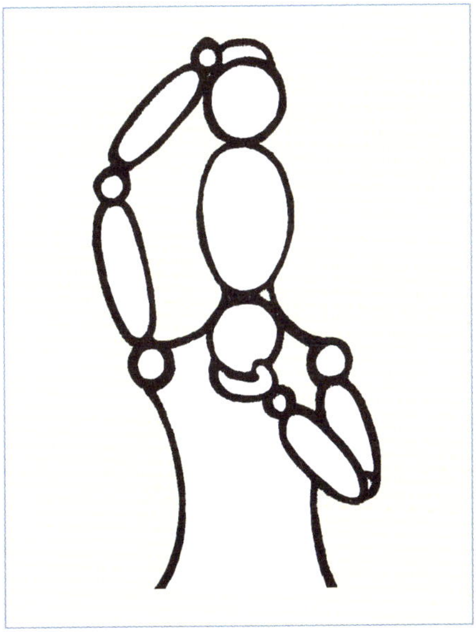

Vertikaldehnung: Ballon unter dem Kinn und genau auf dem Mittelscheitel.

nehmer: mit 55 zwei Brillen benutzen oder mit 60 die Slipeinlagen ...?« Skeptiker und Skeptikerinnen können den Zusammenhang gerne selbst erspüren: Rollen Sie die Augen im Kreis, richtig schön große Kreise zeichnen, so weit das Auge reicht. Einmal schön aufgespannt, Füße hüftweit und in V-Stellung. Scham- und Steißbein nach unten, den Kronenpunkt nach oben gedehnt, Kopf hoch und frei auf dem Atlas schwebend. Dann lassen Sie sich gehen, Becken gekippt und Rücken rund, Kinn in die Luft gestreckt. Augen rollen ...

Ich behaupte – aus Erfahrung natürlich: Aufgespannt können die Augäpfel richtig große, runde Kreise zeichnen. Sie spüren, wie die Augenmuskeln zum Nacken ziehen. Und im Becken ist deutlich ein »Muskelecho« spürbar, die innerste Schicht der Beckenbodenmuskulatur, der geniale Levator Ani gibt Antwort. Kippen Sie den Kopf in den Nacken, ist das Echo der vernetzten Muskulatur nur noch schwach. Kippen Sie die Sitzbeinhöcker samt Becken nach vorne, stauchen Sie den Rücken rund – großes Schweigen im Becken.

Solveig Hoffmann formuliert es so: »Die Tiefenmuskulatur des ganzen Leibes hängt in einem Fließgewicht zusammen. Da die Gleitsichtbrille die fehlende Adaptionsfähigkeit der

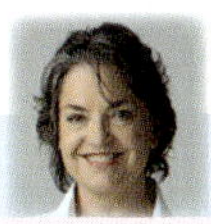

Mein Tipp

Die Übungen für die Augenmuskulatur in Kapitel 8 können Ihre Fehlsichtigkeit im Weiterverlauf stoppen. Viele Menschen berichten über positive Veränderungen und Verbesserung ihrer Sehkraft.

Augenmuskeln durch eine Änderung der Kopfhaltung ersetzt, wird dieser Zusammenfluss gestört.«

Liebe Augenoptiker, es besteht kein Grund zur Aufregung, Ihr Umsatz wird durch die »Entfehlung« der Gleitsichtbrille nicht geschmälert, denn Solveig Hoffmann empfiehlt – mehrere Brillen: eine Fernbrille, eine Lesebrille und eine Arbeitsbrille im Gesprächsabstand.

Wie verkürzte Rumpfmuskulatur das Gesicht nach unten zieht und wie sie gedehnt werden kann

Was haben ein großer, schwerer Busen, ein typisches Frauenlachen, Schüchternheit, stillende Mütter und Resignation gemeinsam? Sie verkürzen die Muskulatur am vorderen Brustkorb. Diese Verkürzung zieht die schwimmenden Mimikmuskeln mit nach vorne unten. Auch die Busen haltende Muskulatur wird verkürzt, der Busen folgt der Schwerkraft. Hier sind ein paar Übungen, die gleich auch noch den Busen heben.
Setzen Sie sich aufrecht, Füße hüftweit und leicht V-förmig. Kronenpunkt zur Decke, Scham- und Steißbein nach unten, bis Sie genau auf den Sitzbeinhöckern sitzen, das ist ja nun schon fast Routine. Die Finger beider Hände locker auf die Mitte des Brustbeines legen. Hauchzart mit der einen Hand nach unten, mit der anderen synchron nach oben streichen. Eigentlich streicheln. Wieder in die Mitte, wieder ausstreichen. Stellen Sie sich vor, wie sich Ihr Brustbein zu seiner vollen Länge ausdehnt, dem ursprünglichen Bauplan entsprechend. Wiederholen Sie die Übung mindestens 12-mal – zu viel gibt es nicht.
Legen Sie den rechten Mittelfinger an den Ansatz des linken Schlüsselbeines.

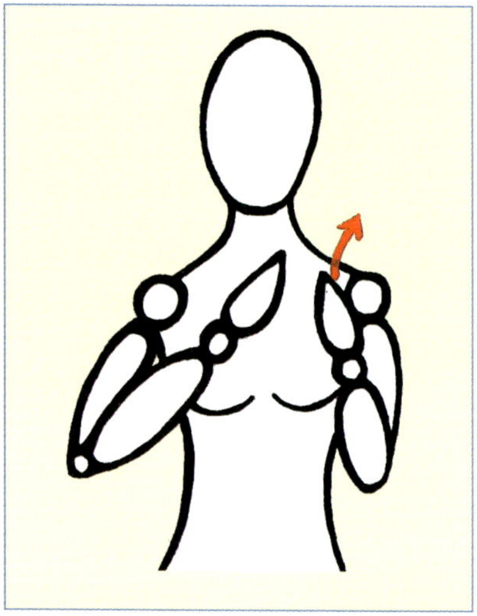

Schönes Dekolletée, straffer Hals: mit sanften Strichen die Schlüsselbeine dehnen.

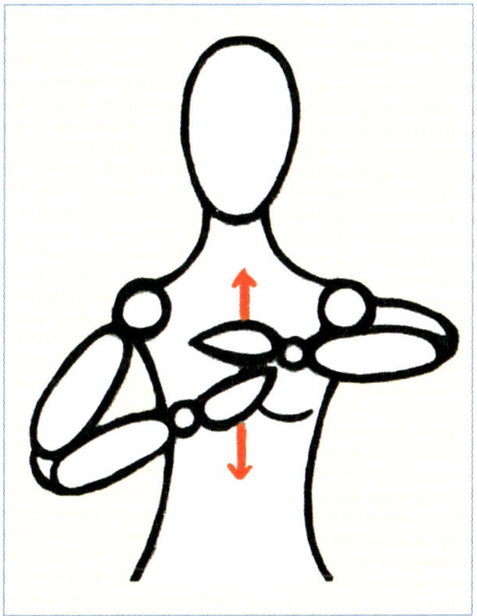

Streckt den Oberkörper: das sanfte Ausstreichen und Dehnen des Brustbeines.

Mit der linken Hand streichen Sie das Schlüsselbein mit fliegenden Fingern zur linken Schulter hin aus. Achtung, der Ellbogen bleibt nahe am Körper, zeichnet einen möglichst großen und lockeren Halbkreis. Die Armmuskulatur ist entspannt.
Vielleicht hilft Ihnen ein Bild beim Entspannen: Der Ellbogen ist ein Pendel; durch den Arm fließt warmer Honig – oder flüssiges Gold. Mindestens 12-mal, keine Begrenzung nach oben. Mit dem rechten Schlüsselbein wiederholen.

Haltung und Muskeln trainieren statt operieren

Eine Zahnärztin, die durch ihren Beruf oft in eine statische Haltung gezwungen wird, kann mit den Atemübungen aus CANTIENICA® – New Faceforming ihre Schultern entspannen und wird beweglicher im Hals-Nacken-Bereich. Dabei werden ihre Hüften ebenso geschmeidiger. Bevor sie zu mir in den Faceforming-Kurs kam, hatte einer ihrer Kollegen ihr empfohlen, sich die Schultern operieren zu lassen, da ihr die Arme oft einschliefen. Davon ist mittlerweile keine Rede mehr.
Eine Frau ist glücklich, dass ihre Gesichtshälften immer symmetrischer werden, ihr Mund war vor dem Kurs schief gewesen.
Eine Frau kam zum Kurs, weil sie die Falten auf der Oberlippe wegbekommen wollte. Ihr Gesichtsausdruck wirkte oft so griesgrämig, obwohl sie eine sehr humorvolle Frau ist. Nun sind ihre Oberlippen wie glatt gebügelt.

Wiederum eine andere Teilnehmerin liebt die Übungen mit den Augen. Mit diesen Aktivierungs- und Entspannungsübungen kann sie sich nach anstrengenden Arbeiten am Computer schnell erholen und sieht sofort wieder frisch aus. Die Übungen zur Kräftigung der Zunge lieben fast alle, da sie Nacken und Schultern loslassen können und die Muskeln um den Mund dann leichter spüren.
Ich selbst kann mit CANTIENICA® – New Faceforming Migräneattacken ausschalten und die Schultern viel besser entspannen.

Olga Zanolin, Jahrgang 1965, Sportlehrerin und CANTIENICA®-Instruktorin, CANTIENICA®-Studio Innsbruck, Österreich

Mein Tipp

- Sie können diese Dehnübungen auch im Liegen machen. Legen Sie dazu einen klein aufgeblasenen Luftballon unter den Schädel, das intensiviert die Aufspannung und aktiviert die Tiefenmuskulatur.
- Diese Dehnübungen sind auch bei Migräne, Tinnitus und Verspannungen der Schultern wirksam. Sie helfen nach Operationen am Brustkorb. Und bei Asthmatikern wirken sie wahre Wunder.
- Es lohnt sich, die Dehnübungen für den Brustkorb drei Wochen lang mindestens dreimal pro Woche zu absolvieren. In dieser kurzen Zeit dehnen sich zusammengeschobene, durch Fehlhaltung verkürzte Knochen – ja, Knochen!!! – erfahrungsgemäß wieder aus.

Die Rippen auseinander ziehen: Legen Sie eine Hand an die unteren, die andere an die oberen Rippen, und ziehen Sie die Rippen mit sanfter Herzhaftigkeit auseinander, die unteren nach

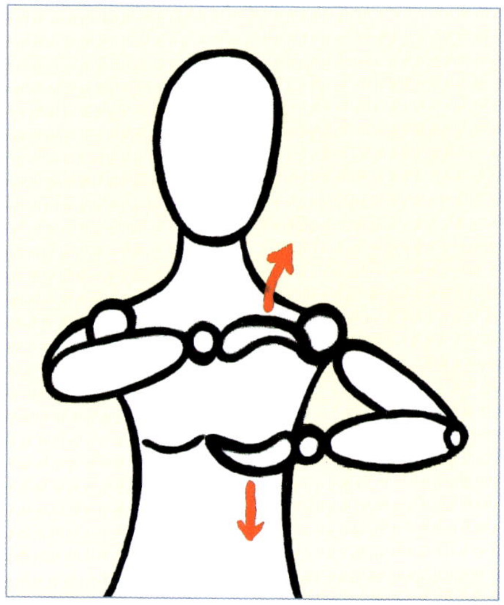

Hebt auch den Busen: Die Muskulatur zwischen den Rippen lässt sich sanft dehnen.

unten, die oberen nach oben. So oft Sie wollen. Falls nun im Spiegel Ihre Schultern viel tiefer sitzen und der Hals länger und schlanker erscheint: So ist es, und darum geht es.

Schultersetzen für unterwegs

Aufrecht sitzen mit allem Drum und Dran: Füße in leichter V-Stellung, Knie hüftweit, Kronenpunkt nach oben, Steiß- und Schambein nach unten. Die Handrücken liegen entspannt auf den Oberschenkeln. Nun lassen

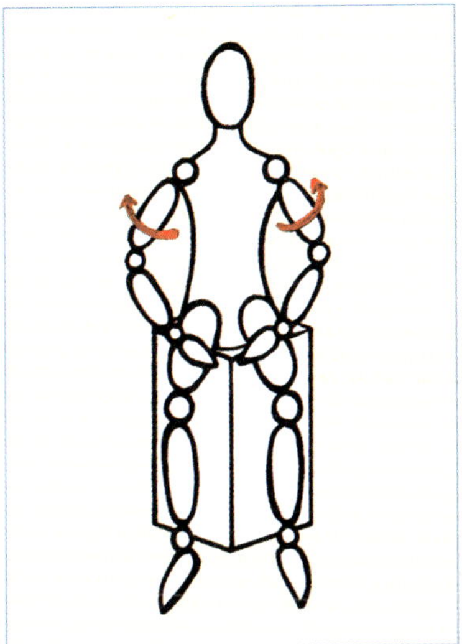

Die sanfteste Übung für schöne, entspannte Schultern und einen »freien Kopf«.

Sie – bildlich gesprochen – Gold oder Honig oder Formel-1-Motorenöl durch den Oberarm fließen. Der Ellbogen hängt schwer. So schwer, dass er den Oberarmkopf aus dem Schulterdach zieht. Achtung, das ist nun keine Bewegung mehr, sondern Architektur aus den Tiefen der Knochen und Gelenke! Kann der Ellbogen nicht mehr schwerer werden, drehen Sie die Muskeln des Oberarmes aus, wie Sie es ja nun schon kennen. Richtung nach hinten. 12-mal. Die Hände bleiben liegen, wo und wie sie sind. Dann noch 12-mal versetzt links, rechts, links, rechts.

Mein Tipp

- Wird der Brustkorb offener und weiter, hebt sich der Busen leicht an, fühlen sich die Schultern an, als seien sie nicht mehr vorhanden, können Sie tiefer und freier atmen? Dann sind das alles Anzeichen dafür, dass Sie alles perfekt gemacht haben und machen.
- Will es mit dem Ausdrehen der Oberarmmuskeln nicht so recht klappen, so können Sie mit beiden Händen eine Tischplatte fassen, von oben, und gegen den Widerstand Ihres eigenen Griffes die Oberarmmuskulatur ausdrehen.

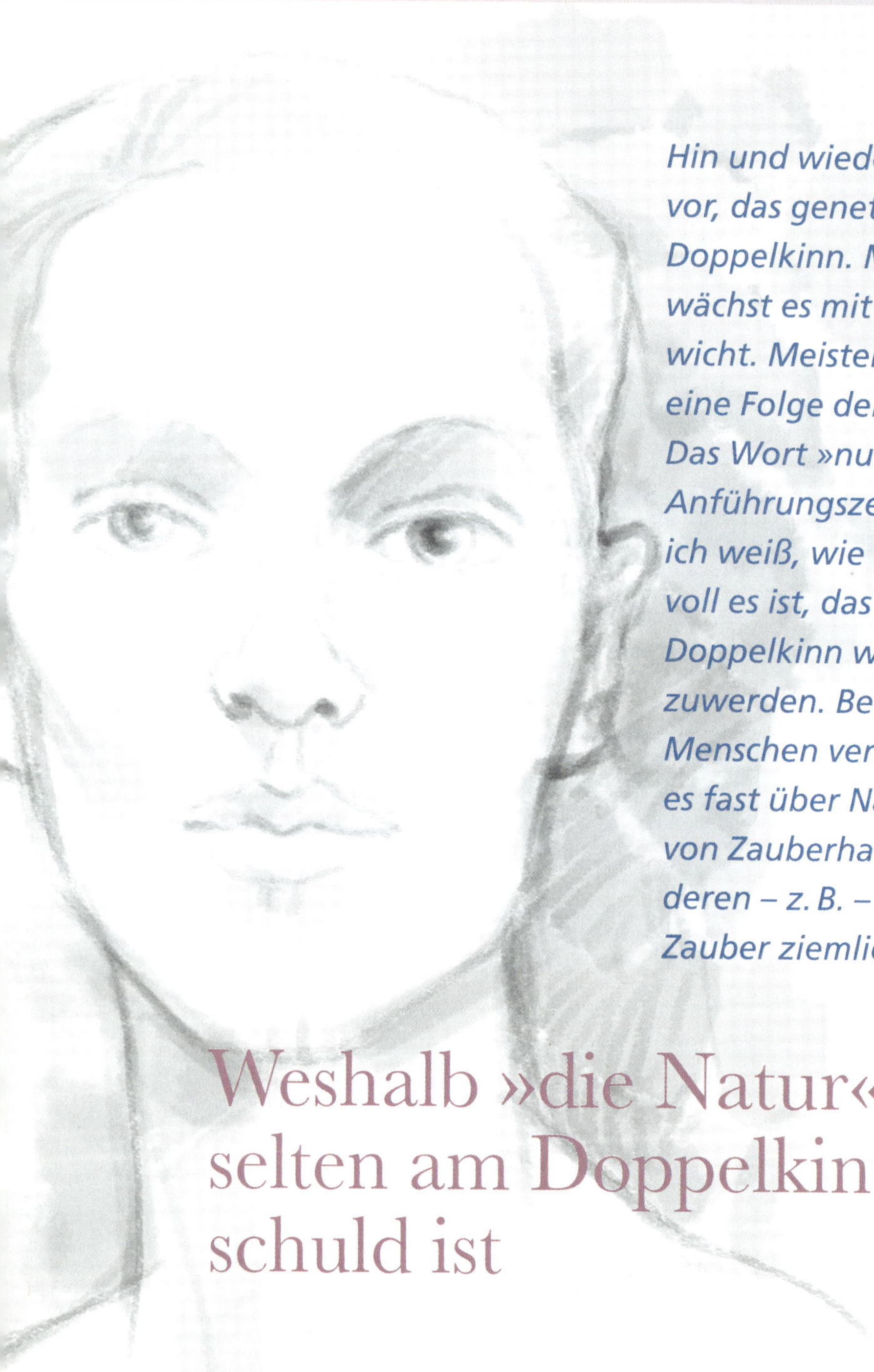

Hin und wieder kommt es vor, das genetisch vererbte Doppelkinn. Manchmal wächst es mit dem Gewicht. Meistens ist es »nur« eine Folge der Haltung. Das Wort »nur« steht in Anführungszeichen, weil ich weiß, wie anspruchsvoll es ist, das antrainierte Doppelkinn wieder loszuwerden. Bei manchen Menschen verschwindet es fast über Nacht wie von Zauberhand. Bei anderen – z. B. – braucht der Zauber ziemlich lang.

Weshalb »die Natur« ganz selten am Doppelkinn schuld ist

Ich beobachte zwei Ursachen für das Doppelkinn. Das erste Haltungsmuster, das ein Doppelkinn fördert, sind hochgezogene Schultern. Diese führen zu Verkürzungen der vielen kleinen Muskeln zwischen den Rippen und den großen im Brustkorbinneren. Die Halsmuskulatur wird verkürzt und gestaucht, der Hals wirkt gedrungen. In späteren Jahren legt sich bei Frauen das Dekolletée in Falten, vor allem am Morgen kurz nach dem Aufstehen kommt die Haut über dem Busen als V-Ausschnitt zum Vorschein. Die Abhilfe für diese Doppelkinn-V-Faltenwurf-am-Ausschnitt-Haltung kennen Sie schon: aufspannen, Muskeln am vorderen Brustkorb dehnen, mit dem Zungenende am Gaumendach pulsieren.

Das andere Doppelkinn fördernde Haltungsmuster kommt vor allem bei kleiner gewachsenen Frauen vor: Um zwei bis drei Längenzentimeter herauszuschinden, wird das Kinn hochgereckt. Die Halsmuskulatur wird dadurch vorne überstreckt und hinten verkürzt.
Das ergibt die Illusion der Faltenlosigkeit von vorne, hinten unterteilt sich der Nacken oft mit einer gründlichen Querfalte in einen Ober- und einen Unternacken. Sobald der Kopf gerade steht, wirft auch das Kinn Falten … Raten Sie mal, welche Bauart mein Doppelkinn hatte: Ich maß 162 Zentimeter … nein, ich bin nicht kleiner geworden, im Gegenteil, beim letzten Nachmessen war ich über vier Zentimeter größer! Das ist doch das Tolle an meiner Methode, sie räumt mit dem dummen Glaubenssatz auf, der

Wohlfühleffekt bis in die Seele

Als regelmäßige Kundin eines Kosmetikinstituts war ich neugierig geworden auf die CANTIENICA® – New-Faceforming-Methode. Ich wollte das Geheimnis erspüren, meine Gesichtszüge ohne jedweden kosmetischen Zusatz zu entspannen und zu verjüngen.
Schon nach der ersten Behandlung zeigte sich, dass sich meine Gesichtszüge geglättet hatten, ja, die Zornesfalten auf meiner Stirn hatten ihre Strenge verloren. Durch die diagonale Aufspannung des ganzen Gesichts fühlten sich meine Augen größer an. Der gelöste Eindruck im Gesicht wirkte sich auch positiv auf meine Psyche aus. Kurzum, ich fühlte mich angenehm entspannt – und um Jahre verjüngt, ein Wohlfühleffekt der ganz besonderen Note.
Und abends erhielt ich auf einer Geburtstagsfeier selbst von meinen kritischen Freundinnen ein außergewöhnliches Kompliment: Sie sprachen mich unverhofft auf mein frisches, jugendliches Aussehen an.

Karin Erdmann, Jahrgang 1947, Kundin im CANTIENICA®-Studio von Erika Lenz in Osnabrück

Mensch müsse im Alter schrumpfen! Das macht kein anderes Wirbeltier, und das hat die Natur für uns auch nicht vorgesehen.

Vorbereitende Übung: Kopfhochturm

Auf den Sitzbeinhöckern ausrichten. Scham- und Steißbein nach unten, den Kronenpunkt im Gegenzug nach oben dehnen. Die Schlüsselbeine seitlich lang auseinander ziehen. Das Brustbein in der Vorstellung gleichzeitig nach unten und nach oben verlängern, wie Sie es beim Bruststreicheln gelernt haben. Hände verschränken und ausdrehen. Die Arme über den Kopf strecken. Die Handinnenflächen zeigen zur Decke.
Arme neben den Ohren möglichst durchstrecken und gleichzeitig die Schultern nach außen unten setzen. Dabei wird der Abstand zwischen Ohrläppchen und Schulter deutlich größer, auch der Abstand von Hals zu Oberarm. Klappt es auf Anhieb, dann können Sie ziemlich sicher sein, dass Ihr Rücken optimal aufgespannt ist. Die Zwischen- und Hinterrippenmuskulatur ist gedehnt, und der Kopf steht im rechten Winkel zum Hals.
Weit weg vom Ziel? Arme entweder gebeugt oder nicht bei den Ohren? Arme sogar deutlich vor dem Kopf? Kopf selbst vor den Schultern? Da hilft nur – üben.
Der Kopfhochturm dehnt in einem Aufwasch alle Muskeln am Rücken, an den Schultern, am vorderen Brustkorb, am Hals. Sie können die Dehnung während des Tages immer mal wieder machen. Schon nach ein paar Tagen werden Sie gar nicht mehr verstehen, wieso sie heute beim ersten Versuch so schwierig schien.

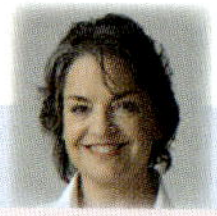

Übrigens:

Der Kopfhochturm ist auch eine perfekte Aufspannübung vor den Kopfatmungen oder dem eigentlichen CANTIENICA® – New Faceforming, von dem Sie nun, ich verspreche es hoch und heilig, nicht mehr weit entfernt sind.
Die schnellen, spürbaren Erfolge werden der schönste Dank sein für Ihre Geduld.

So schwebt der Kopf auf seinem Atlas

Der Kopf wiegt ungefähr sechs Kilogramm, unabhängig von den Gefühlen, von denen er gerade durchflutet wird. Das ist ziemlich viel, wenn der Kopf schwer auf dem Atlas – so heißt der Kopf tragende, oberste Halswirbel – abgestellt wird. Das Gewicht ist keines, wenn die Kopfmuskeln wach und aktiv und kräftig und elastisch sind und ihre Aufgaben erfüllen können: den Kopf tragen, den Kopf drehen, den Kopf auf und ab bewegen.

Wir haben uns im Laufe der Jahrmillionen ein ausgeklügeltes Netz an Muskeln herangezüchtet, für die vielen Menschen im Laufe ihres Lebens das Bewusstsein verloren geht. Das hat zwei Gründe: Erstens sitzen wir zu viel und bewegen uns zu wenig, zweitens werden wir alt. Richtig schön alt. Die gute Nachricht ist, dass Muskeln immer Muskeln bleiben und sich reanimieren lassen, solange wir leben.
Die relevanten Kopfhaltemuskeln liegen unter den Nackenmuskeln und unter der Haut am Hinterkopf. Sternförmig in alle Richtungen ausstrebend, erlauben sie uns im obersten Stockwerk des Körpers den Panoramablick. Falls Sie sich für die anatomischen Bezeichnungen der einzelnen Muskeln interessieren: Sie sind alle im Glossar aufgeführt.
Sie möchten nun wissen, wie es denn um Ihre Kopfhaltung bestellt ist? Sich

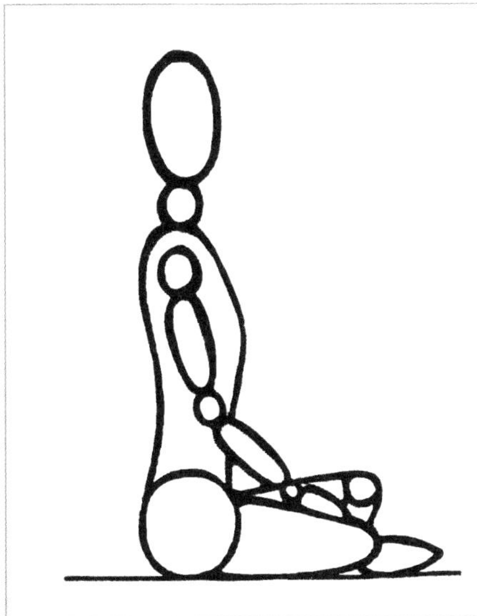

Der Kopf schwebt über der aufgespannten Wirbelsäule: die ideale Grundhaltung.

vor den Spiegel zu stellen ist eine Möglichkeit. Die Wahrscheinlichkeit, dass Sie sich vorne strecken, ist groß. Checken Sie auch die Hinteransicht, indem Sie einen zweiten Spiegel hinzunehmen und sich von hinten ansehen. Ist der Hals hinten so lang wie vorne? Viel kürzer?
Und der obere Rücken, ist er gestreckt, rund oder überstreckt? Stehen die Schulterblätter ab wie Hühnerflügel, oder liegen sie flach an? Sind die Schultern rund und hochgezogen oder horizontal schön auf einer Linie mit der Wirbelsäule?

Vorbereitende Übung: Kopf hoch, Kinn geradeaus

Am vorderen Stuhlrand sitzen. Exakt auf den Sitzbeinhöckern ausrichten. Scham- und Steißbein nach unten, den Kronenpunkt nach oben dehnen. Bauchnabel zart zum Brustbein ziehen, das Brustbein lang machen. Ohren »spocken«. Mund leicht öffnen, Zungenenden an das Gaumendach anheben. Die Augen schauen geradeaus. Ellbogen lang denken, Muskeln der Oberarme ausdrehen. Und jetzt in dieser Aufspannung entspannen. Nach allen Regeln des Ferncoachings müsste Ihr Kinn jetzt im rechten Winkel zum Hals stehen, und der Kopf schwebt so leicht auf dem Atlas, dass Sie ihn gar nicht mehr spüren.

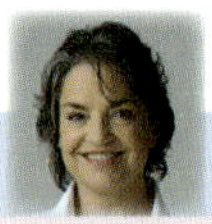

Mein Tipp

Nicht mit den Augen nach oben schauen. Das staucht sofort den Nacken. Das ist übrigens auch so eine vertrackte Gewohnheit, wenn sie mal drin ist. Zur Sicherheit einfach die Augen schließen, dann ist die Gefahr gebannt.

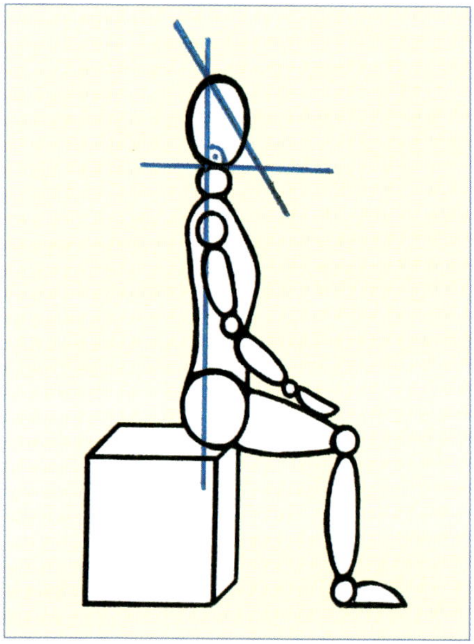

Den Kronenpunkt finden: Kopf im rechten Winkel zum Hals, die Wirbelsäule fadengerade aufgespannt, im Fadenkreuz der Diagonalen liegt Ihr Kronenpunkt.

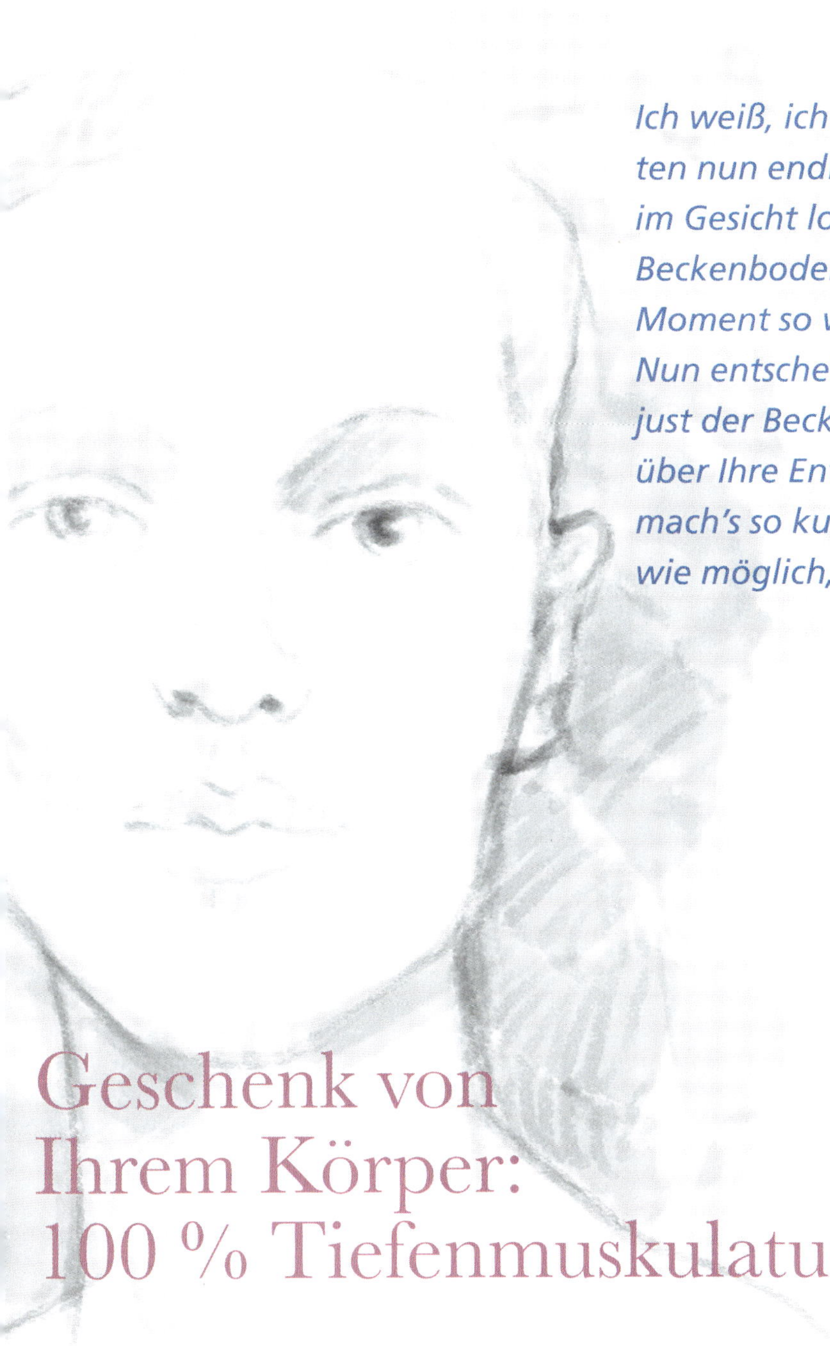

Geschenk von Ihrem Körper: 100 % Tiefenmuskulatur

Ich weiß, ich weiß, Sie möchten nun endlich die Falten im Gesicht loswerden, der Beckenboden ist Ihnen im Moment so was von egal. Nun entscheidet vielleicht just der Beckenboden über Ihre Ent-Faltung. Ich mach's so kurz und knapp wie möglich, versprochen.

Sie haben ja auch schon gute Vorarbeit geleistet, denn jedes Mal, wenn Sie sich auf den Sitzbeinhöckern schön aus-, auf- und einrichten, springt der Levator Ani an, das ist die Muskelgruppe der innersten Beckenbodenschicht. Sie hält Ihr Becken so in Form, dass Arthrose der Hüften, Knie oder Sprunggelenke keine Chance hat. Außerdem hält dieser Levator Ani wie eine Muskelschale die Bauchorgane im Körperinneren. Sie beugt Inkontinenzen, Organsenkungen, Verstopfung, PMS, Wechseljahresbeschwerden und Prostatavergrößerung vor. Muskeln sind die wichtigste »Nervennahrung«. Jedes Mal, wenn Sie den Levator Ani anspannen, trainieren Sie sozusagen die Nerven, die Ihre sexuelle Lust und die Orgasmusfähigkeit ausmachen (Pudendus-Klitoris- oder Pudendus-Penis-Nerven). Und weil die Nerven einen direkten Draht zum Rückenmark haben, beeinflussen sie die Ausschüttung von Glückshormonen. Wenn das bisschen Arbeit am Levator Ani auch noch die Faltenfreiheit im Gesicht unterstützt, so ist dieser Prachtkerl doch ein Quäntchen Ihrer Aufmerksamkeit wert.

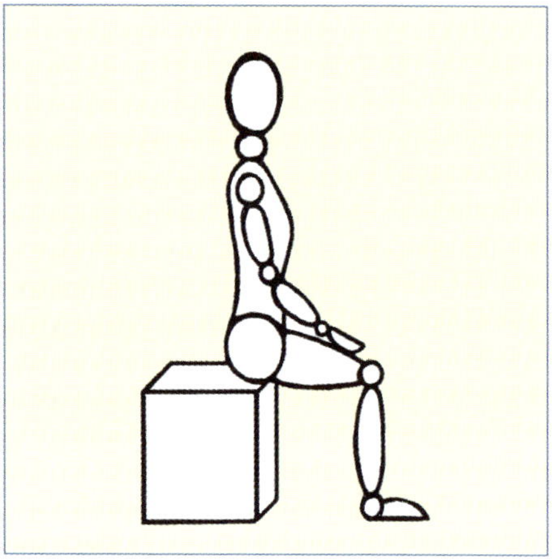

Über die Füße mit dem Beckenboden Kontakt aufnehmen.

Also. Auf dem Stuhl an den vordersten Rand setzen, das ist Ihnen nun ja schon geläufig. Füße leicht in V-Stellung und hüftweit, Knie genau über der Ferse. Becken aufrichten, indem Sie sich genau auf die dafür bestimmten Sitzbeinhöcker setzen. Kronenpunkt nach oben, Scham- und Steißbein nach unten. Ellbogen entspannt nach unten ziehen, Muskeln der Oberarme ausdrehen. Nun stupsen Sie die Fersen zart in den Boden. Zehen, Oberschenkel, Bauch und Rücken bleiben einfach nur entspannt. Fersen in den Boden stupsen. Nehmen Sie das Echo dieser klitzekleinen Bewegung an den Sitzbeinhöckern auf: Sie reagieren praktisch von selbst. Der Levator Ani ist's, der die Verbindung schafft. Stupsen Sie die rechte Ferse in den Bo-

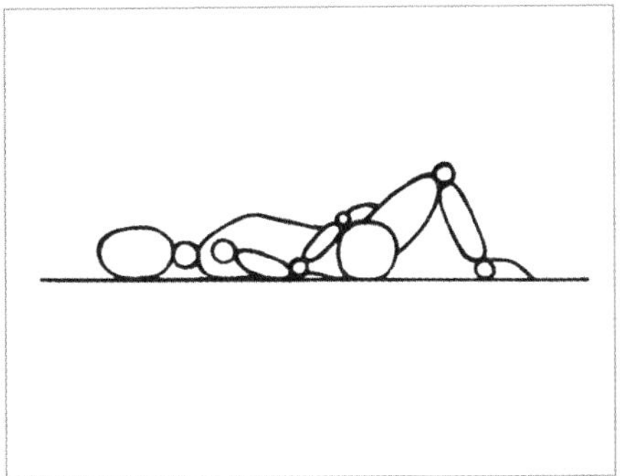

Gute Haltung lässt sich auch im Liegen trainieren.

den, dann die linke, dann wieder die rechte und die linke. Sie spüren, wie die Hälften des vollkommen symmetrisch angeordneten Beckens reagieren.

Tolle Sache? Finde ich auch. Mit dieser kleinen Übung können Sie sich das aufrechte Sitzen für CANTIENICA® – New Faceforming erleichtern. Auch das Liegen: Rückenlage. Beine hüftweit angewinkelt, Füße leicht in V-Stellung. Kronenpunkt nach oben verlängern, Scham- und Steißbein in die Gegenrichtung. Bitte drücken Sie den Rücken NICHT in die Unterlage. Einfach nur von beiden Enden die Wirbelsäule lang ziehen. Wenn sie voll ausgezogen ist, die Muskeln entspannen. Schluss. Ende. Aus. Finito. Basta. Jede weitere willentliche Positionierung der Wirbelsäule schadet ihr auf Dauer. Ja, Sie lesen richtig. Einfach nur aufspannen und entspannen. Jedes Mehr bedeutet Intellekt über Natur. Jetzt die Fersen in den Boden stupsen, links, rechts, links, rechts.

Der Gegencheck ist schnell gemacht, egal ob im Sitzen oder Liegen. Kippen Sie das Becken nach vorne oder nach hinten, schon ist die Kettenreaktion Fersen–Beckenboden aufgehoben. Spannen Sie die Pobacken an – und weg ist die köstliche Sensation in den Tiefen des Beckens. Krallen Sie die Zehen hoch, verziehen Sie die Schultern – nichts rührt sich. Nach dem Experiment wieder schön aufspannen und dem Körper versprechen, dass er das nun immer so machen darf … Gekonnt hat er es immer, Sie haben es nur »vergessen«. Möchten Sie mehr über anatomisch sinnvolles Beckenbodentraining wissen: TIGER FEELING – Das sinnliche Beckenbodentraining für sie und ihn, Südwest Verlag.

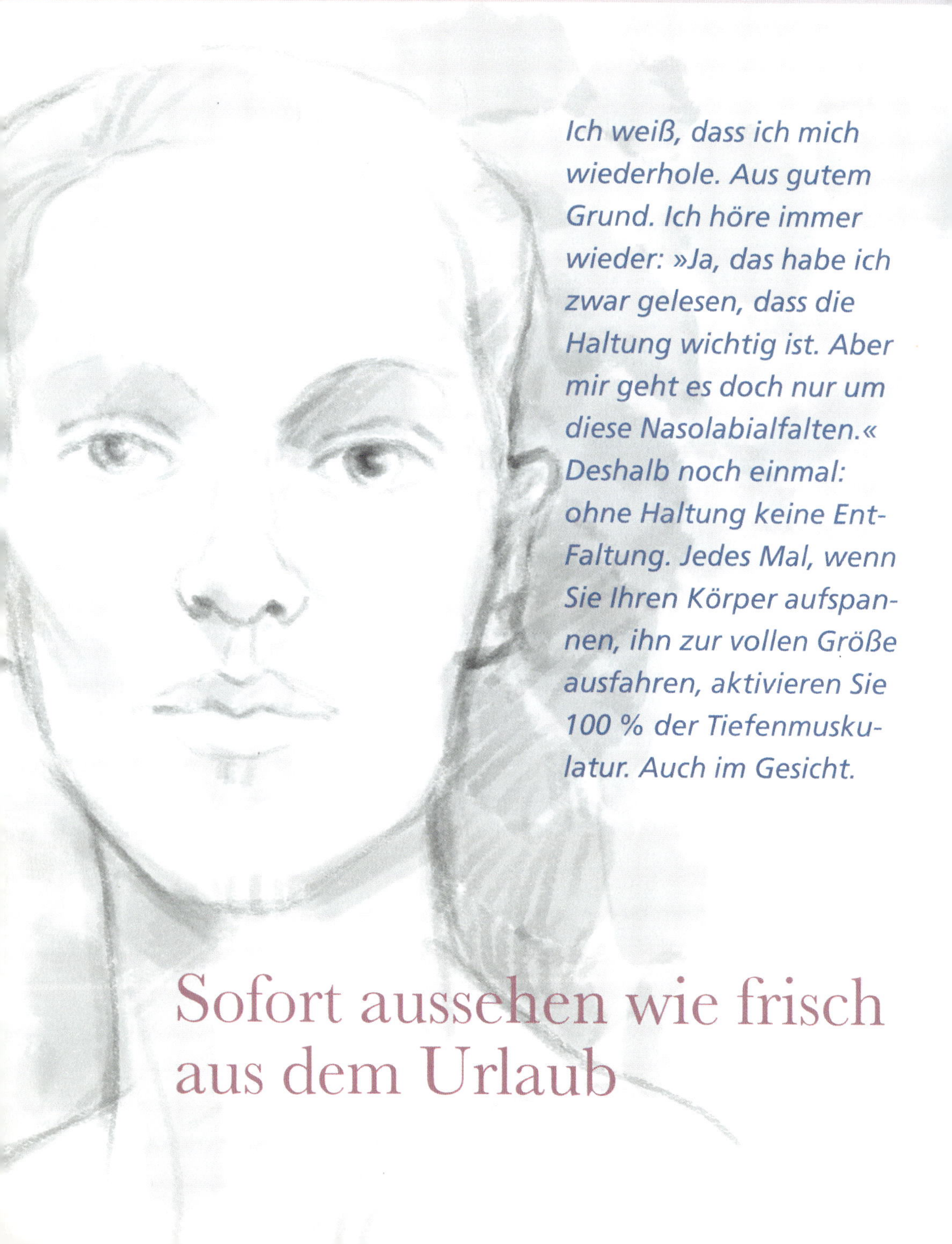

Ich weiß, dass ich mich wiederhole. Aus gutem Grund. Ich höre immer wieder: »Ja, das habe ich zwar gelesen, dass die Haltung wichtig ist. Aber mir geht es doch nur um diese Nasolabialfalten.« Deshalb noch einmal: ohne Haltung keine Ent-Faltung. Jedes Mal, wenn Sie Ihren Körper aufspannen, ihn zur vollen Größe ausfahren, aktivieren Sie 100 % der Tiefenmuskulatur. Auch im Gesicht.

Sofort aussehen wie frisch aus dem Urlaub

Und diese Tiefenmuskeln sind unsere besten Verbündeten beim Altern. Die Tiefenmuskeln ersparen uns Organsenkungen, Gelenkprobleme, Osteoporose. Muskeln halten uns in Bewegung, Bewegung hält uns jung.
Sie können sich die vernetzte Tiefenmuskulatur etwa so vorstellen wie die Unterfütterung eines teuren Kleidungsstücks. Das Futter gibt Halt und Stütze und hält den kostbaren Stoff darüber straff und faltenfrei.

Die Reihenfolge ist wichtig, ist wichtig, ist wichtig: Sieben Schritte machen meine Methode für Ausstrahlung und Faltenreduktion einmalig erfolgreich:
Schritt 1: Aufgespannte Körperhaltung
Schritt 2: Den Kopf so ausrichten, dass er auf dem Atlas schwebt
Schritt 3: Zug-Gegenzug-Spannung aufbauen
Schritt 4: Pulsieren mit dem Nackenstern und dem Levator Ani
Schritt 5: Die Muskeln des Nackensterns und den Kronenpunkt wecken
Schritt 6: Die Rahmenpunkte an den Ohren, an den Schläfen und an der Stirn in Aufspannung bringen
Schritt 7: Detailübungen für Augen, Mund, Kinn oder Nase
New Faceforming beginnt immer mit der Aufspannung der Körperhaltung. Ist New Faceforming Ihr Einstieg in die CANTIENICA®-Methode, so finden Sie in Kapitel 11 einige Übungen für die Haltung, die Sie immer und jederzeit und überall zwischendurch machen können, damit die neue Guthaltung schnell zur Gewohnheit wird.

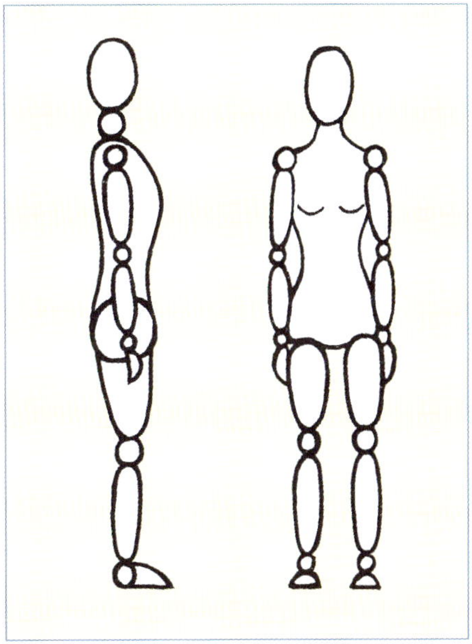

Die Aufspannung des Körpers spannt auch die Muskeln im Gesicht auf.

Dieser 7-Schritte-Ablauf gilt auch, wenn Sie wenig Zeit haben. Die Frische, die Ausstrahlung im Gesicht, die Wachheit und der klare Blick kommen durch die Haltung und sofort. Je regelmäßiger und konsequenter Sie die schön machende Haltung üben, umso schneller tritt ein Automatismus ein. Und wenn Sie überall und jederzeit entspannt aufgespannt sind, gedehnt und leicht, so haben Sie die Schritte 1 bis 4 in Ihr Leben integriert und können gleich mit der Feinarbeit am Gesicht anfangen.

Ich kann mir vorstellen, dass Sie jetzt wissen möchten, wie lange das dauert, und ich behaupte jetzt einfach mal: drei Wochen. Aus taktischen Gründen. Drei Wochen sind nicht kurz und nicht lang. Wer sich vornimmt, etwas Neues zu lernen, hält drei Wochen durch. Und dann müssen die neuen Muster wenigstens so gut verankert sein, dass Ihnen der Körper ein Feedback gibt, wenn Sie in Ihre alte Gewohnheitshaltung zurückfallen – als Unwohlsein, vielleicht mit einem kleinen Warnschmerz, vielleicht, indem er der Gewohnheit einfach den Impuls zum Aufrichten entgegensetzt.

Es kann gut sein, dass es fünf Wochen dauert, bis Sie die ersten Automatismen im Alltag wahrnehmen. Es kommt darauf an, wie weit Sie sich im Laufe Ihres Lebens von der leichten Aufgespanntheit Ihrer Kindertage entfernt haben. Es kommt auch darauf an, wie Sie sich selbst wahrnehmen. Auch sieben Wochen sind okay. Wenn Sie indes drei Monate intensiv an Haltung und Gesicht arbeiten und es tut sich nichts, so stimmt die Ausgangshaltung nicht.

Suchen Sie eine ausgebildete CANTIENICA®-Fachperson[4] auf, die Sie beim Ausleuchten der »blinden Flecken« in Ihrer Körperwahrnehmung unterstützt. Denn meine Erfahrung ist: Schon nach dem ersten Training müssen Sie sich frischer, wacher, größer, aufgespannter und leichter fühlen und auch so aussehen. Nach dem dritten Tag sollte das erste Kompliment von außen kommen. Lassen Sie sich von den authentischen Testimonials motivieren: Das schaffen Sie auch.

Sie können Ihre Fortschritte mit Fotos festhalten. Das erste Foto machen Sie vor dem ersten Training, dann nach dem dritten Workout das zweite. Dann können Sie die Abstände länger werden lassen. – Ich habe bei mehreren Demonstrationen meiner Methode im Fernsehen Vorher-nachher-Effekte innerhalb von 20 Minuten beweisen können! Mit Frauen, die ich vorher nie gesehen habe und die von meiner Methode nichts wussten.

---

[5] siehe Liste ANBIETER auf www.cantienica.com

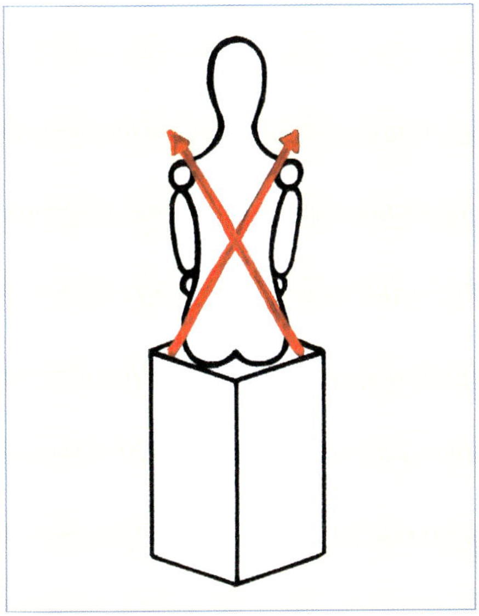

Der Diagonalatem transportiert Informationen durch den Körper und die Muskeln.

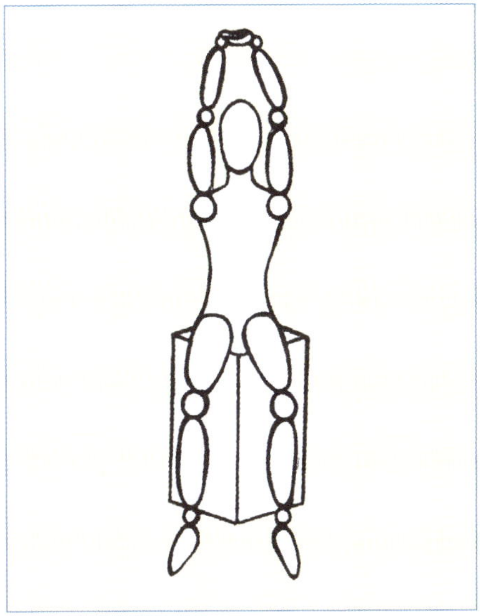

Der Kopfhochturm setzt die Schultern nach außen unten.

Schritt 1: Aufgespannte Körperhaltung

Ganz nach vorne an den Rand der Sitzfläche rutschen. Füße hüftweit und leicht in V-Stellung. Knie über den Fersen. Scham- und Steißbein fließen nach unten, der Kronenpunkt dehnt sich im Gegenzug nach oben. Die Haltungsmuskulatur kommt in ihre Grundaufspannung. Bauchnabel zum Brustbein hochdenken – NICHT einziehen, nur hochziehen. Das aktiviert den Verbindungsmuskel zwischen Beckenboden und Bauch, erleichtert die Aufspannung, schenkt »Kernstabilität«, strafft den Bauch und die Taille. Am linken Sitzbeinhöcker einatmen, den Atem zur rechten Schulter führen, ausatmen. Beim Ausatmen länger werden als beim Einatmen. Am rechten Sitzbeinhöcker ein- und bei der linken Schulter ausatmen. Mindestens 3-mal, keine Begrenzung nach oben.

Ellbogen schwer nach unten fließen lassen, gleichzeitig die Ohrspitzen nach hinten oben ziehen. Muskeln der Oberarme ausdrehen. Hände verschränken, Arme über den Kopf strecken, die Handinnenflächen zeigen zur Decke. Arme neben den Ohren durchstrecken und die Schultern nach außen unten setzen, gleichzeitig die Oberarmmuskeln noch mehr ausdrehen, bis die Schulterblätter ganz flach am Rücken liegen. In der Position nun entspannen, dreimal wiederholen. Dann die Hände lösen und die Arme senken.

Schritt 2: Den Kopf so ausrichten, dass er auf dem Atlas schwebt

Die Haltung wird aus Schritt 1 übernommen. Mund leicht öffnen, Ohrspitzen nach hinten oben dehnen. Augen schließen. Stellen Sie sich vor, Sie tragen eine »Pfaffenkappe« aus vier Goldfäden.
Goldfaden 1 ist genau in der Mitte der Stirn festgemacht.

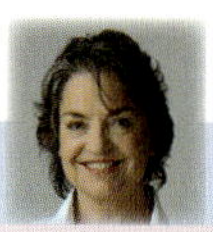

Mein Tipp

Der Kopfhochturm lässt sich im Sitzen, im Stehen und im Liegen als Unterstützung zur Grundaufspannung machen. Bei mir ist er morgens im Bett noch vor dem Aufstehen die erste Übung.

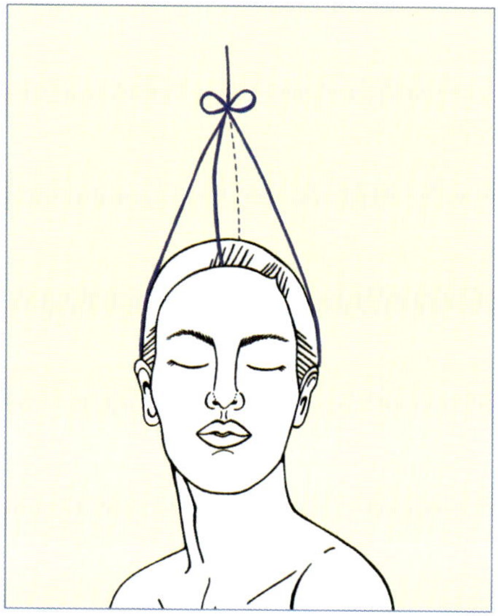

Das »Pfaffenhütchen« strafft die gesamte Kopfmuskulatur – und kann im Alltag überall aufgesetzt werden.

Goldfaden 2 ist über dem rechten Ohr befestigt.
Goldfaden 3 ist mitten im Nackenstern fixiert.
Goldfaden 4 steckt über dem linken Ohr.
Ziehen Sie alle Goldfäden über dem Kronenpunkt zusammen, verknoten Sie diese und ziehen Sie die Fäden Richtung Himmel. Die Ellbogen ziehen leicht nach unten, damit die Schultern nicht hochkommen. So oft wiederholen, bis sich der Kopf lang und leicht anfühlt.

Schritt 3: Zug-Gegenzug-Spannung aufbauen

Es ist ein Grundprinzip der Wirbeltiere: Steht die Muskulatur unter Zugspannung, sind die Knochen von jedem Druck befreit. Wir reden uns ungefähr seit Leonardo da Vinci ein, die Aufrichtung auf zwei Beine sei eine ungeheure Leistung. Die Entwicklung zum Zweibeiner mag es ja sein. Ist die Evolution jedoch einmal vollzogen, gestaltet sich die Haltung des Menschen nicht anspruchsvoller als die der Giraffen, der Vögel und der Delphine. Doch der Mensch macht als einziges Wesen der Gattung einen Unterschied zwischen aufgespannt und entspannt. Unsere eigentliche Natur ist indes beides. Gleichzeitig.

Zurzeit kursieren wieder die Resultate von Studien, die besagen, die Wirbelsäule sei zu schwach, sich selbst zu tragen, am besten sei sie dran, wenn sie rund an einer Stuhlstütze lehnen könnte. Das ist so ein ausgemachter Unsinn, der partout nicht weniger unsinnig wird, wenn er von Wissenschaftlern und Forschern, namhaften Zeitschriften und TV-Sendungen wiederholt wird. Tatsache ist: Unser Skelett ist grandios. Es ist ausgestattet für 200 Jahre Aufgerichtetsein. Die Knochen haltende Tiefenmuskulatur schützt, stützt und bewegt uns in absoluter Perfektion – so wir sie denn nützen. Die meisten Erwachsenen in unseren Breitengraden nutzen ungefähr ab 35 Jahren noch 50 % ihrer Muskulatur. Mit 80 leben zurzeit viele Menschen nur noch mit dem muskulären Existenzminimum.

Es ist ja gut möglich, dass eine Wirbelsäule mit verkümmerter Schütz- und Stützmuskulatur besser dran ist, wenn sie von einer Lehne abgestützt wird, aber daraus abzuleiten, ein gesunder Rücken brauche die Lehne, ist einfach nur dumm. Kämen wir ohne Lehne im Rücken nicht aus, hätten wir die Steinzeithöhle nie verlassen. Wir hatten ungefähr sechs Millionen Jahre Zeit, uns aufzurichten. In dieser Zeit haben wir das perfekte Stützsystem für unser Knochen-Gelenk-Gerüst entwickelt. Die Skelettmuskulatur mit dem genialen Prinzip von Zug und Gegenzug – Sie erinnern sich an den Anfang dieses Buches – erlaubt es uns, die Schwerkraft für uns und unsere optimale Aufrichtung zu nutzen. Verzeihen Sie mir den kleinen Ausflug in die Evolution. Ich hoffe, er veranschaulicht, worum es mir bei CANTIENICA® – New Faceforming geht: um die Körperarchitektur, die uns

leicht und schön geschaffen hat.
Im Gesicht geht das Prinzip von Zug und Gegenzug mit den Lebensjahren genauso verloren wie am Körper, wenn wir ihm nicht Sorge tragen. Die Wirkung dieses Programms zur Gesichtsstraffung potenziert sich, wenn Sie dieses Prinzip von Zug und Gegenzug nicht nur theoretisch verstehen, sondern auch praktisch umsetzen. Leichter gesagt als getan. Sie sollten mich bei den Diplomausbildungen angehender Instruktorinnen und Instruktoren hören, ich komme mir vor wie eine Platte mit Sprung und wiederhole eine Million Mal: »Mund leicht offen halten, Zunge an den Gaumen, Lippen weg von den Zähnen.« (Wer Mr. Spock nicht mehr kennt, dem muss man das wohl auch erklären: Es gab in den Anfängen der Tonträger dünne, gerillte Vinylplatten, in den Rillen stak die Musik, sie wurde durch eine Vorrichtung mit einer Kontaktnadel aus den Rillen gezaubert. Waren diese Rillen zerkratzt, sprang die Nadel hin und her und spielte unendlich die gleiche Tonfolge.)

Also Zug und Gegenzug zur Straffung der Gesichtsmuskulatur. Die aufrechte Haltung aufbauen, wie beschrieben. Das Kinn steht im rechten Winkel zum Hals. Der Kopf schwebt auf dem Atlas.

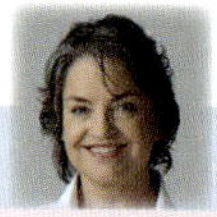

Mein Tipp

Bilder, die vielleicht helfen: Stellen Sie sich vor, Sie küssen eine Luftfee. Oder Sie trocknen mit Ihrem Atem ein nasses Spinnennetz. Oder Sie tragen eine vollreife Himbeere zwischen den Lippen, weil Sie keine Hand freihaben.

Der Beckenboden ist aktiv und unterstützt die Aufrichtung. Den Kronenpunkt zur Decke ausrichten.
Nun die Lippen von den Zähnen wegspannen. Es ist etwas mehr als Denken und viel weniger als Ziehen. Kontrollieren Sie Ihr Spiegelbild: Die Oberlippe wirft kein einziges Fältchen. Es geht darum, dass Sie die Lippen in ihrer ganzen Fülle als Muskeln wahrnehmen. Sie erinnern sich an den Grundsatz: Nur, was während der Übung schön aussieht, kann Sie auch schön machen. So wie's aussieht, so wird's.

Lippen von den Zähnen weg, Ohrspitzen nach hinten oben, die Zungenenden an den hinteren Gaumen legen. Versuchen Sie nun, gleichzeitig die Lippen nach vorne, die Zungenenden nach hinten oben und die Ohrspitzen

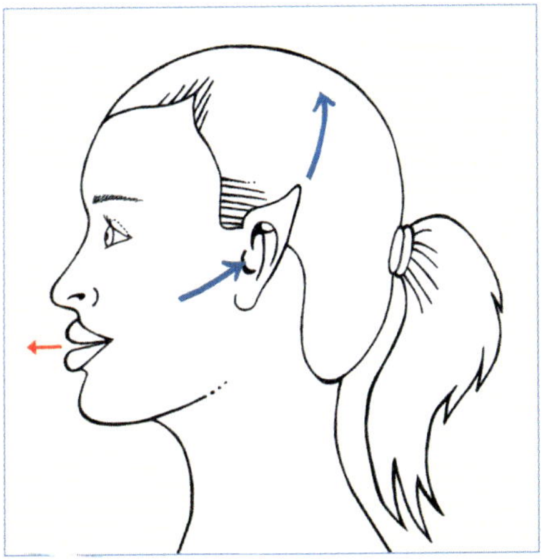

Mund nach vorne, Ohren nach hinten oben dehnen wie Frau Spock: Schnelllifting für zwischendurch.

zum Kronenpunkt zu dehnen. Haben Sie das Gefühl, eine unsichtbare Hand straffe Ihre Wangen? Dann machen Sie's perfekt. Auch wenn die Haare auf dem Kopf tanzen, weil sich die ganze Kopfhaut verschiebt, ist das ein gutes Zeichen. Vorausgesetzt, die Stirn ist ruhig und glatt. Viele Frauen ziehen in der irrigen Meinung, was etwas nützen soll, müsse auch richtig anstrengend sein, die Stirn hoch und legen sie in Querfalten. Legen Sie die Hände locker auf die Stirn, und unterbinden Sie so den Impuls des Runzelnmachens. Die Lippen pulsieren von den Zähnen und vom Körper weg nach vorne, die Ohren und die Zunge pulsieren in die Gegenrichtung nach hinten oben. Dieses Pulsieren geht einher mit der Dehnung aller Kinn-, Mund- und Ohrenmuskeln. Es ist ein Anspannen und Dehnen der Muskeln, der Rhythmus ist individuell, er entspricht ungefähr dem Ruhepuls des Herzens, also plus-minus einer Sekunde pro Puls. Sie können diese Grundaufspannung jederzeit und überall unbemerkt machen. Merken Sie sich das Prinzip, es wird uns bei fast allen Übungen begleiten.

Schritt 4: Pulsieren mit dem Nackenstern und dem Levator Ani

Ich habe mir lange überlegt, ob ich diese Übung in ein Buch zur Selbstanleitung schreiben kann. Ich könnte ohne dieses Pulsieren gar nicht mehr leben. Es gibt mir ein wunderbares, kreatürliches Gefühl von Lebendigsein. Es hält mich aufrecht, wenn rundherum alles schiefläuft. Es vertreibt trübe Gedanken. Es intensiviert alle meine Gefühle. Es erleichtert die Konzentrationsfähigkeit. Und ich bin überzeugt: Es pulsiert durch das Rückenmark und verbessert seinen Fluss – und meine Gesundheit. Und es entspricht dem Thema dieses Buches: Es intensiviert die Ausstrahlung.

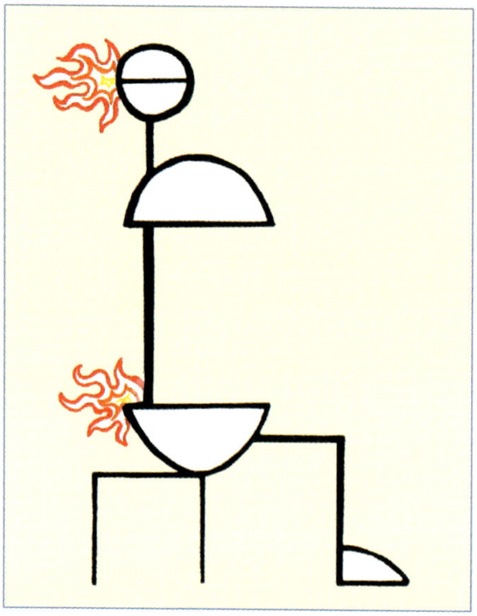

Energetische Schaltzentralen am Kreuzbein und am Nackenstern.

Mein Tipp

Will's im Sitzen nicht klappen, können Sie in Rückenlage auf einem Polster oder der Bettmatratze arbeiten. Unterlegen Sie das Kreuzbein der Länge nach mit etwas Besenstielartigem. Ich verwende Klangstäbe aus Mahagoni. Der Stab wird der Länge nach unter das Kreuzbein und die Gesäßfalte gelegt. Rücken entspannen, die Pobacken links und rechts neben dem Klangstab. Falls es schmerzt: Entspannen! Lassen Sie die Gesäßmuskeln und die »falschen« Beckenbodenmuskeln los!

Sie sitzen aufrecht auf den Sitzbeinhöckern. Füße hüftweit und V-förmig, auf dem Großzehengrundgelenk und dem Mittelpunkt der Ferse schwebend. Die Diagonalatmung ist der schnellste Weg zur entspannten Aufspannung: An einem Sitzbeinhöcker einatmen, diagonal zur Schulter, und ausatmen.

Wecken Sie mit den Händen den Nackenstern und den Kronenpunkt wie beschrieben: Eine Hand fährt von der Stirn aus zum Hinterkopf, die andere aus dem Nacken nach oben. Kronenpunkt zur Decke, Scham- und Steißbein in die Gegenrichtung dehnen. Stellen Sie sich vor, wie der Levator Ani Ihr Becken ausfüllt. Stellen Sie sich vor, wie die Muskulatur von den Sitzbeinhöckern bis zu Ihrem Kreuzbein führt. Stellen Sie sich vor, Sie können ebendiesen Levator Ani spüren, ich verspreche Ihnen, er folgt Ihrer Vorstellung bereitwilligst, er wartet nur darauf, für Sie arbeiten zu dürfen.

Nun pulsieren Sie so zart wie nur irgend möglich mit den Sitzbeinhöckern und spüren den Muskelfasern nach ... Tief unter den Gesäßmuskeln ziehen sie zum Steißbein und weiter zum Kreuzbein. Sobald Sie eine noch so zarte Empfindung am Kreuzbein spüren, vergessen Sie die Sitzbeinhöcker, und pulsieren Sie mit den Muskeln direkt am Kreuzbein.

Zug-Gegenzug im Gesicht aufbauen: Lippen von den Zähnen ziehen, Ohren und Zungenbein nach hinten oben. Pulsieren Sie mit dem Zungenbein nach hinten ans Gaumendach, bis Sie den Nackenstern antworten »hören«. Nicht denken, machen. Sie werden staunen, wie schnell und reibungslos das funktioniert, aus dem einfachen Grund: Muskeln wollen gebraucht werden.
Funktioniert? Ich wusste es. Trotzdem: Herzliche Gratulation. Pulsieren Sie nun im Takt mit dem Levator Ani am Kreuzbein und mit dem Nackenstern am Hinterkopf. Wie oft? So oft Sie wollen, können, daran denken. Vor dem Einschlafen, nach dem Aufwachen, beim Autofahren, bei der Arbeit am Computer, im Schulraum oder in der Arztpraxis, an der Uni, in der Bahn und im Flugzeug ... Und ganz nebenbei formt dieser Levator Ani den Popo schön.

Mein Tipp

Ballone wirken wie Verstärker. Setzen Sie sich nahe an die Wand, legen Sie einen kinderkopfgroßen Ballon zwischen Kreuzbein und Wand, einen tomatengroßen zwischen Nackenstern und Wand. Und pulsieren Sie.
Im Liegen können Sie einen klitzekleinen Ballon unter den Nackenstern legen. Achtung: Nicht unter den Nacken legen, der muss freiliegen!

Trick für Anfänger: Ballone verstärken die Selbstwahrnehmung beim Pulsieren.

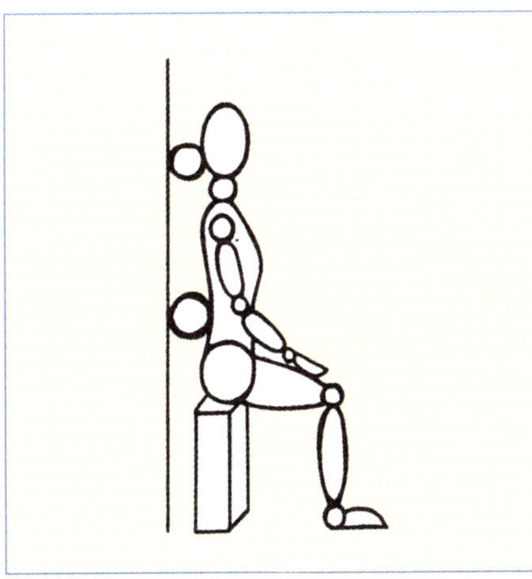

Schritt 5: Die Muskeln des Nackensterns und den Kronenpunkt stimulieren

Diesen Schritt kennen Sie bereits von Seite 44 . Rechen Sie mit einer Hand beherzt vom Nacken zum Scheitelpunkt, mit der anderen von der Stirn zum Scheitelpunkt – bis der Kronenpunkt heizt und kribbelt und kitzelt. Stimulieren Sie die Stelle, an der Ihr Scheitelpunkt zum Hinterkopf abfällt, auf alle Arten, die Ihnen einfallen: Haare zupfen, Fingerklopfen, ausstreichen, kribbeln, krabbeln – was immer Ihr Kronenpunkt mag.

Denken Sie an den Kronenpunkt, wenn Sie Ihre Haare waschen. Diese werden genauso sauber, wenn Sie gleichzeitig den Nackenstern muskelgerecht von unten nach oben und den Kronenpunkt massieren. Ich ertappe mich oft beim Kribbeln des Kronenpunkts, wenn ich am Computer sitze und nachdenke – es denkt sich einfach besser mit »lebendiger« Kopfhaut. Werde ich beim Autofahren auf langen Strecken müde, pulsiere ich natürlich mit dem Levator Ani, indes ermüdet selbst der stärkste Beckenboden hin und wieder. Klopfen auf den Kronenpunkt macht mich sofort hellwach und putzmunter. Probieren Sie es aus, setzen Sie Ihre persönlichen Anker in Ihrem Alltag. Alles, was wirkt, wird Ihr Körper in seinem Gedächtnis speichern und zum Automatismus machen.

Schritt 6: Die Rahmenpunkte an den Ohren, an den Schläfen und an der Stirn in Aufspannung bringen

»Halten Sie die Ohren steif«: Vielleicht weiß da der Volksmund wieder mehr, jedenfalls sind die Ohren ein großartiges Indiz für Ihre Fortschritte in Faceforming. In der »anatomischen Geografie« bilden sie tatsächlich den Übergang zwischen der Mimikmuskulatur und der Schädelmuskulatur. Im Mundinneren sind die Ohren direkt mit jenen Muskeln verbunden, die das Kiefergelenk befestigen, stützen, schützen. Wenn ich Sie dazu bringen möchte, mit den Ohren zu wackeln, so geht es nicht um das Wackeln an sich, sondern eben um diese Vernetzung. Das Pulsieren mit den Zungenenden am Gaumen aktiviert diese Querverbindungen im Mund, und die Ohren straffen sich fast von selbst nach Art des Mr. Spock. Der therapeutische Effekt dieser Verbindung Zunge–Ohr: Unter- und Oberkiefer haben Halt. So verschwindet Zähneknirschen wie

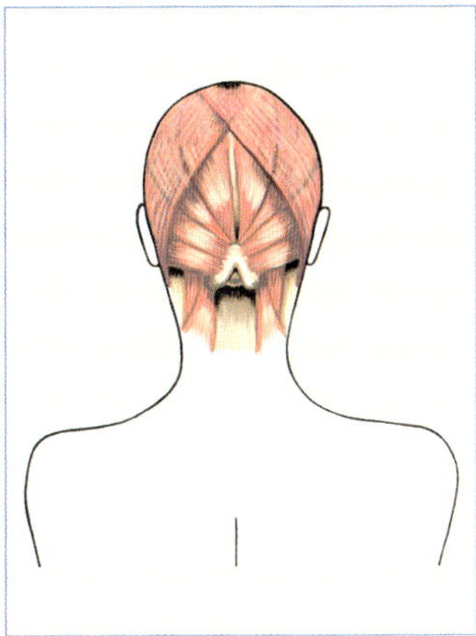

Steht immer am Anfang: die Aufhänge-muskulatur wecken.

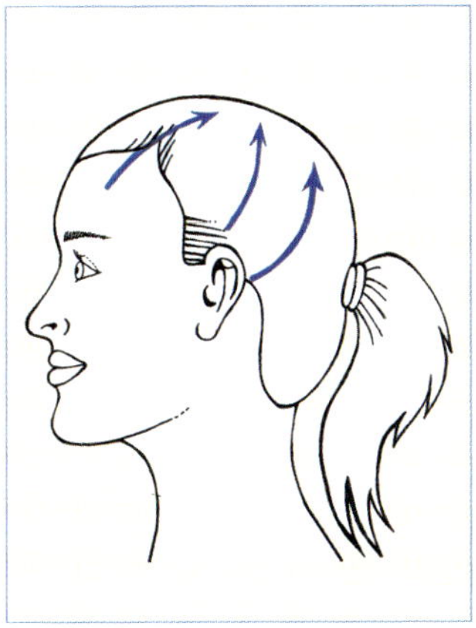

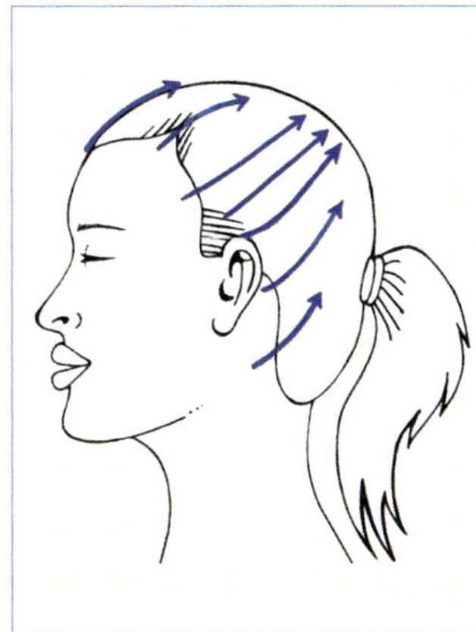

Die Rahmenpunkte wecken: vom Haar-ansatz nach hinten oben streichen, rechen, harken.

durch Zauberei. Verkrampfungen der Kiefergelenke lösen sich, Arthrose der Kiefergelenke kann ausheilen.

In diesem Schritt 6 aktivieren Sie insgesamt die Verbindungsmuskeln zwischen den Muskeln des Hinterkopfs und der Mimik im Gesicht. Diese Vernetzung ist die Grundlage des Erfolgs meiner Methode. Stark vereinfacht: Dem Haaransatz entlang finden sich die Muskelkreuzungen zwischen mimischer und Kopfmuskulatur. Hinter den Ohren, vor den Ohren, an den Schläfen, an der Stirn. Auf diese Punkte legen Sie die Fingerspitzen und pulsieren nach hinten oben. Die Finger bleiben immer am gleichen Punkt liegen und tun so, als schöben sie die Muskeln, die unter der Haut liegen, leicht nach hinten oben. Nur das. Es wird immer nur der Impuls von unten nach oben gegeben, nie zurück. Nicht massieren, keine Kreise zeichnen, sondern zart und klar und eindeutig die Richtung vorgeben, in die Ihre Muskeln sich von jetzt an ausrichten, eben nach hinten oben statt nach vorne unten. Wenn Sie längst verstanden haben, was und wie es gemeint ist, bitte ich Sie um Nachsicht, Sie haben natürlich recht, es ist ganz einfach. Nun weiß ich aus Erfahrung, was bei schriftlicher Erläuterung alles missverstanden und missinterpretiert werden kann, daher ringe ich um Beschreibungen. Vor allem das Einfache wird leicht missverstanden, unsere Kultur misstraut dem

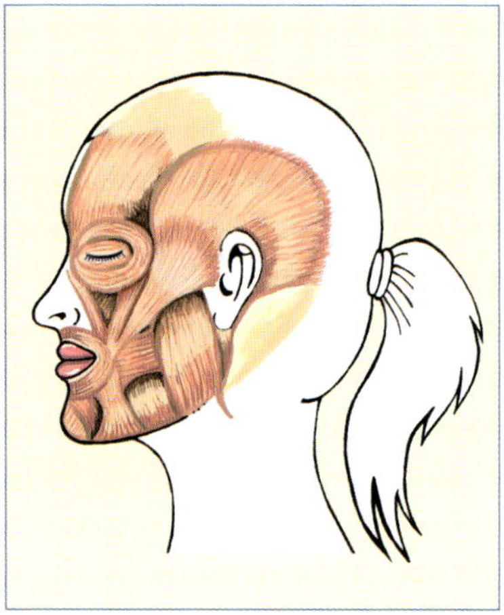

Um die Ohren versammeln sich viele wichtige Muskelkreuzpunkte.

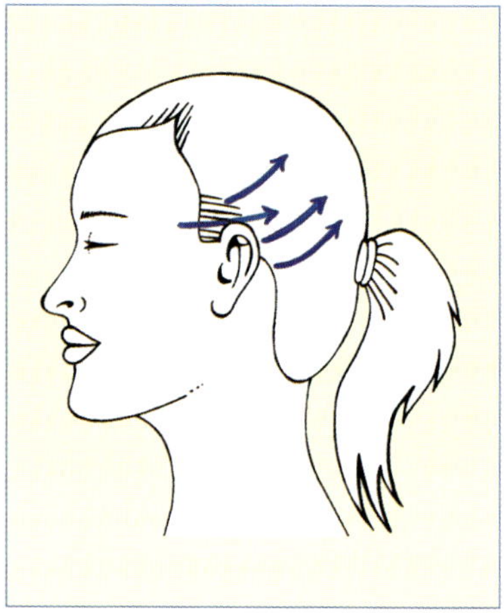

Es geht immer nur aufwärts: Streicheln Sie die Muskeln nach oben.

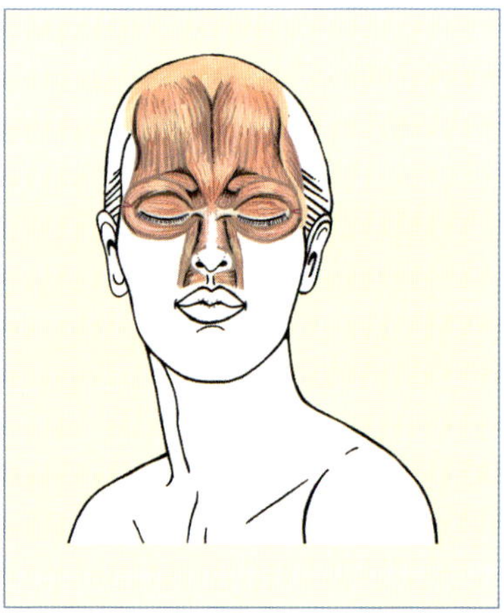

Die Muskeln an der Stirn sind eng vernetzt mit denen um die Augen.

Einfachen grundsätzlich. Wir wurden mit der Grundregel erzogen: Nur, was schwierig und aufwändig und kompliziert ist, kann nützen. Weg mit diesen hinderlichen Überzeugungen, Sie können sich und Ihrer Wahrnehmung vertrauen: Finger auflegen und zart, zart, zart nach hinten oben pulsieren. Und die Muskelkreuzpunkte, die es zu stimulieren gilt, die können Sie auch nicht verpassen, es sind am Haarrand so viele. Da jedes, absolut jedes Gesicht einmalig ist und verschieden von allen anderen, kann ich Ihnen keine Muskelsuchschablone liefern. Einfach Finger drauf und pulsieren. Liegt ein

Finger mal ein oder auch fünf Millimeter neben dem Zentrum der Muskelkreuzung, so reagieren die Muskeln trotzdem. Und sobald sie sich regen, die Muskeln, die braven, ziehen sie Ihre Finger an wie kleine Magnete.

Exkurs: Ein Muskelrahmen fürs Gesicht

Legen Sie die Zeigefinger in die Mulden direkt hinter den Ohrläppchen und die Mittelfinger vor die Ohrläppchen. Die Fingerspitzen Richtung Hinterkopf – Kronenpunkt oder Nackenstern – tippen. Tut sich nichts, versetzen Sie die Fingerspitzen ein ganz klein wenig.

Der Zeigefinger rutscht hinter dem Ohr höher, der Mittelfinger liegt vor dem Ohr, dann nach hinten oben tippen. Hinter und vor dem Ohr höher rutschen zu den nächsten Punkten, nach hinten oben pulsieren. Die Finger über die Ohren setzen. Wahrnehmen. Können Sie schon mit den Ohren wackeln, tun Sie es. Die Muskelaktivität, die Ihre Ohren in Bewegung setzen, lässt Sie die »Überohrpunkte« leicht auffinden. Finger drauf und pulsieren.

Fingerkuppen direkt an den Haaransatz setzen, Zeigefinger über dem Ohr, Mittel- und Ringfinger seitlich auf Augenhöhe. Pulsieren. Höher wandern, zu den Schläfen, Ring-, Mittel- und Zeigefinger auflegen, pulsieren. Weiter zum Haaransatz der Stirn, bis sich die Finger in der Mitte treffen.

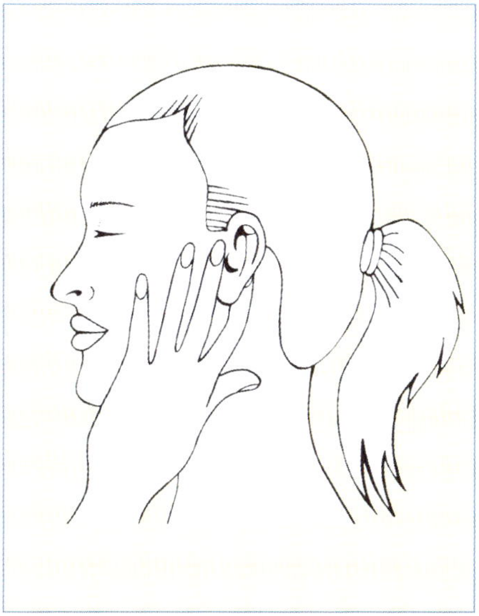

Zeigefinger hinter dem Ohrläppchen, Mittelfinger vor der Ohrmuschel.

Der Haaransatz ist nachsichtiger als die Haut, es macht nichts, wenn die Anhebeimpulse ein bisschen fester sind. Sobald sich die Haut an der Stirn, an der Schläfe, vor den Ohren verzieht, sind Sie indes eindeutig zu grob. Sie erinnern sich: Sie arbeiten auf der Haut, wollen durch die Haut mit den darunter liegenden Muskeln kommunizieren. Es bringt nichts, wenn Sie die Haut verziehen oder herumschieben oder eindrücken, im Gegenteil: Je zarter Sie arbeiten, umso klarer ist die Nachricht an die Muskulatur und umso schneller erreichen Sie die Resultate, die Sie sich wünschen. – Ja, ich weiß, schwer zu glauben, dass so wenig so viel Erfolg bringt. Es ist halt wie in der Homöopathie: Die Information macht's. Je reiner die Information, umso subtiler die Wirkung.

Nun möchten Sie wissen, wie oft Sie denn pulsieren »müssen«. Anfangs mindestens so lange, bis sich unter Ihren Fingerspitzen die Muskelkreuzpunkte regen. Sobald die Muskeln reagieren, empfehle ich mindestens 30, 40 Impulse. 100 Pulse schaden nichts, vorausgesetzt, sie sind sanft. 100-mal Reißen schadet der Haut. Mit der Zeit und mit dem Training brauchen die Punkte nur noch angetippt zu werden und setzen sich selbst in Bewegung nach hinten oben. Ja, es ist schon eine Bewegung, ich sehe, wie die Muskeln bei ihren selbsttätigen Straffzügen die Haut hochziehen. Nach jahrelangem Training sieht es aus, als machten die Muskeln Zentimeterwanderungen – nach hinten oben.

Gestalten Sie das Training auch hinsichtlich Ihres Temperaments und Ihrer Zeit. Es ist Ihren Muskeln völlig egal, ob sie dreimal am Tag kurz angetippt

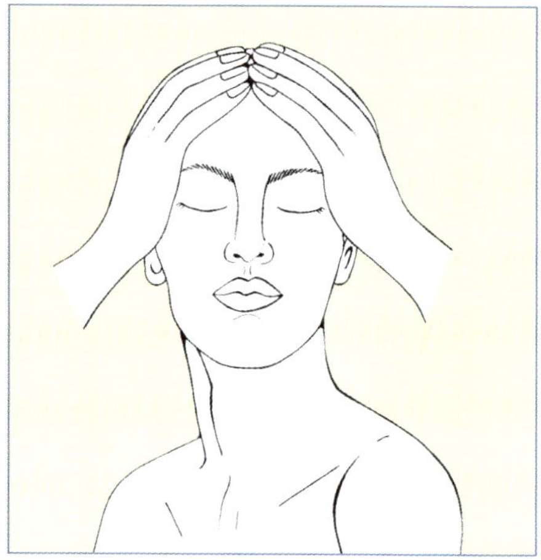

Turbangriff: Hände sanft seitlich über die Stirn legen und nach hinten oben pulsieren.

werden oder einmal lang. Hauptsache regelmäßig. Heute zwei Stunden trainieren und dann wieder zwei Wochen vergessen: Das bringt nichts.

Schritt 7: Feinarbeit für die Augen, den Mund, das Kinn oder die Nase

Sie haben die Grundlagen und Rahmenbedingungen für die Ent-Faltung geschafft. Endlich, endlich können Sie auf die Fältchen los, die Sie stören. Die schnellen, nachhaltigen Erfolge werden der schönste Dank sein für Ihre Geduld, das ganze Buch zu lesen und das ganze Buch durchzuarbeiten ... In den folgenden Kapiteln geht es also um die Feinarbeit für die Augen, den Mund, das Kinn oder die Nase.

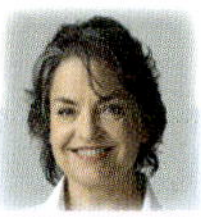

Mein Tipp

Mund leicht offen halten, Zungenenden hinten an den Gaumen legen und mit den Ohren »spocken« intensiviert selbstverständlich auch die Arbeit an den Rahmenpunkten. Davon kann Ihr Gesicht gar nicht genug kriegen.

Wenn der Beckenboden mit den Ohren ...

Ich habe Faceforming durch Angelika Liebenau in Hannover kennen gelernt. Durch ihre kompetente Anleitung habe ich schnell begriffen, wie ich meine Gesichtsmuskeln, von denen ich vorher gar nicht wusste, dass sie überhaupt existieren, trainieren kann. Nach anfänglicher Überwindung – ich sitze äußerst ungern länger mit anderen vor einem großen Spiegel und schlage mich mit meinem sofort einsetzenden überkritischen Ich herum – motivierten mich doch sichtbare Erfolge. Mein Gesicht sieht straffer und verjüngt aus, und meinem Kiefergelenkproblem tut das Training auch gut. Zurzeit nutze ich meine regelmäßigen U-Bahn-Fahrten, um zu üben. Angetrieben vom Ziel, meinen »Bernhardinerblick«, sprich der Schwerkraft meiner Augenbrauen nicht völlig freien Lauf zu lassen, lasse ich also ungehemmt meine Gesichtsmuskeln und natürlich die des Beckenbodens »spielen«.

Birgit Baumann, Jahrgang 1956, Hannover

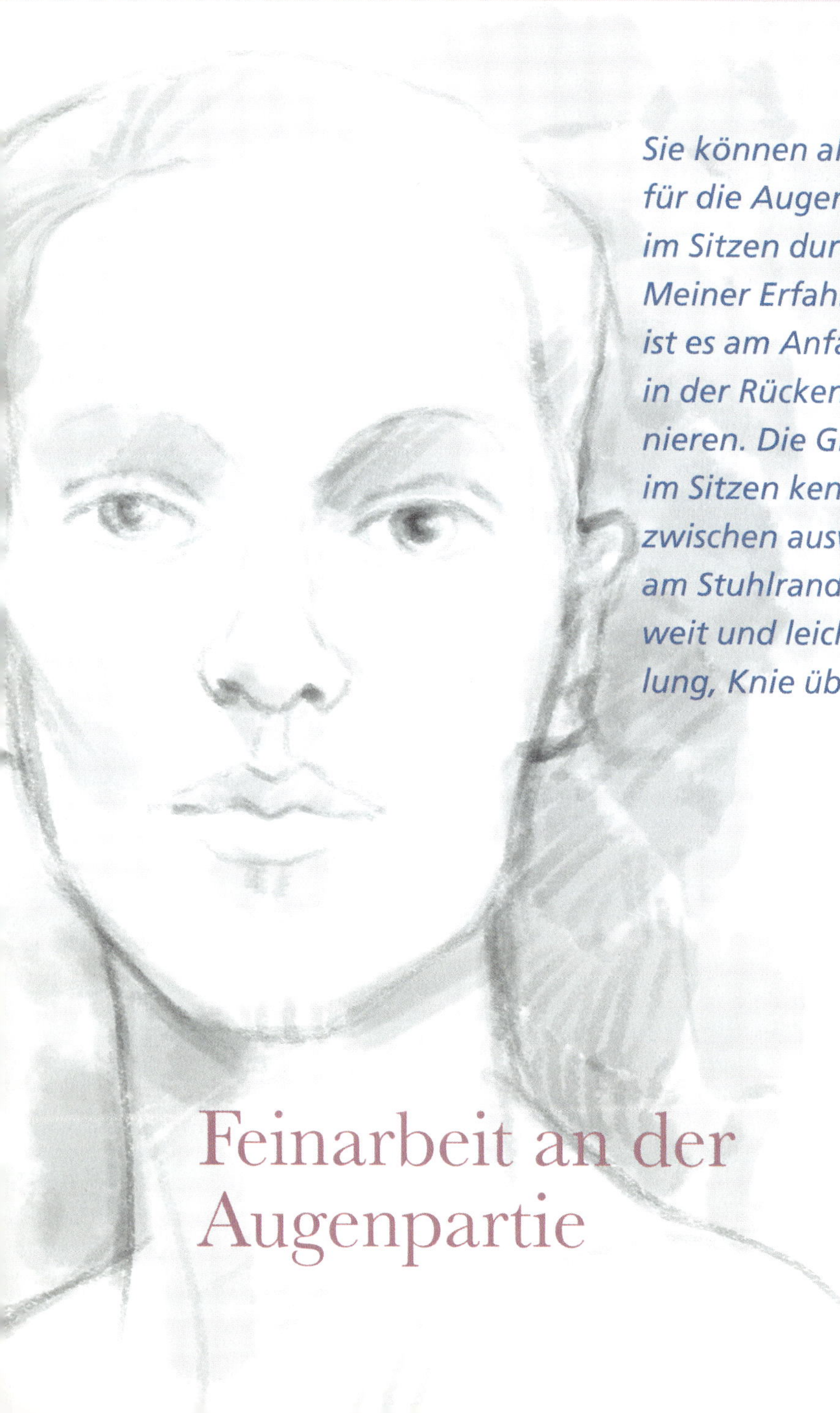

Feinarbeit an der Augenpartie

Sie können alle Übungen für die Augenpartie im Sitzen durchführen. Meiner Erfahrung nach ist es am Anfang einfacher, in der Rückenlage zu trainieren. Die Grundposition im Sitzen kennen Sie inzwischen auswendig: vorne am Stuhlrand, Füße hüftweit und leicht in V-Stellung, Knie über den Fersen.

Haben Sie die Tendenz zu X-Beinen oder O-Beinen, ist es hilfreich, einen nicht zu groß aufgeblasenen Ballon zwischen den Knien zu balancieren. Auf den Sitzbeinhöckern ausrichten, den Torso aufspannen: Scham- und Steißbein nach unten verlängern, den Kronenpunkt im Gegenzug nach oben. Die Diagonalatmung hilft beim entspannten Aufspannen: Am Sitzbeinhöcker ein- und an der gegenseitigen Schulter ausatmen. Bauchnabel zum Brustbein denken, das gibt der Aufspannung Stabilität. Sie werden mit den Fingern arbeiten, die Arme also anheben müssen. Versuchen Sie, mit möglichst entspannten Muskeln zu arbeiten, dann werden Sie nicht müde. Fällt es Ihnen schwer, die Arme zu heben, ohne gleich die Schultern mit hochzuziehen und alles anzuspannen, was sich anspannen lässt, so empfehle ich Ihnen das Haltungsprogramm in Kapitel 11.

Grundhaltung im Liegen. Ideal als Unterlage sind Gymnastik- und Yogamatten. Eine gefaltete Decke geht auch. Rückenlage. Füße hüftweit auseinander, in V-Stellung, auf den zwei Punkten Großzehengrundgelenk und Mittelpunkt Ferse schwebend. Die Knie sind ebenfalls hüftweit entfernt,

Straffere Augenlider

Schon nach 14 Tagen Intensivtraining hat sich das rechte Augenlid deutlich gestrafft. Der Schweredruck auf den Wimpern ist weg.

Werner Tomczak, Jahrgang 1951, trainiert bei Larene Thomson in Hamburg

die Kniescheiben zeigen wie Scheinwerfer zur Decke.

Für die Grundaufspannung die Sitzbeinhöcker zuerst nach unten Richtung Boden dehnen, dann samt Scham- und Steißbein Richtung Fersen. Im Gegenzug dehnt sich der Kronenpunkt nach oben, bis die Wirbelsäule auseinander gezogen ist, alle Wirbel und Bandscheiben liegen frei. Die Rückenmuskeln liegen auf der Unterlage auf, indes nicht alle Wirbel. Das ist anatomisch vollkommen in Ordnung; bitte widerstehen Sie dem Impuls, den Rücken in den Boden zu drücken, das arbeitet gegen die Gesundheit der Wirbelsäule, der Kreuzbeingelenke, der Hüftgelenke und der Schultern. Auch wenn Sie die Anweisung »Rücken in den Boden drücken« anderswo tausendmal gehört und befolgt haben, es wird davon nicht besser für Ihr Rückgrat, im Gegenteil. Und so viel wissen Sie nun schon von mir: Ich misstraue allem, was von der Wiederholung und der Gewohnheit lebt, und hinterfrage bei

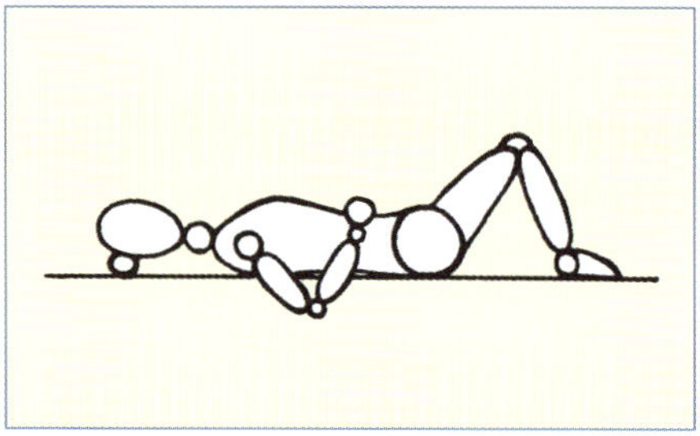

Ein Ballon unter dem Kopf intensiviert das Feedback der Muskeln im Liegen.

jeder klitzekleinen Bewegung und Haltungsänderung die Logik der Anatomie. Liegt – oder steht oder sitzt – Ihre Wirbelsäule wahrhaft aufrecht, so aufrecht, dass Ihr Rückenmark nirgends abgeklemmt oder gebeugt wird, so bildet die knöcherne Wirbelsäule dennoch eine kleine Schwingung. Die Ursache für diese Schwingung liegt in den so genannten Dornfortsätzen, das sind kleine Knochenpuffer, die hinten an den Wirbeln rausstehen, ähnlich die der Rücken des Dinosauriers auf der Kinderzeichnung, und wenn diese Wirbel gerade gedrückt werden, so geht das auf Kosten der Bandscheiben und des Rückenmarks.

Wenn Sie das Gefühl haben, am Übergang von den Lenden- zu den Brustwirbeln, also ziemlich genau auf Taillenhöhe, könnte ein kleiner

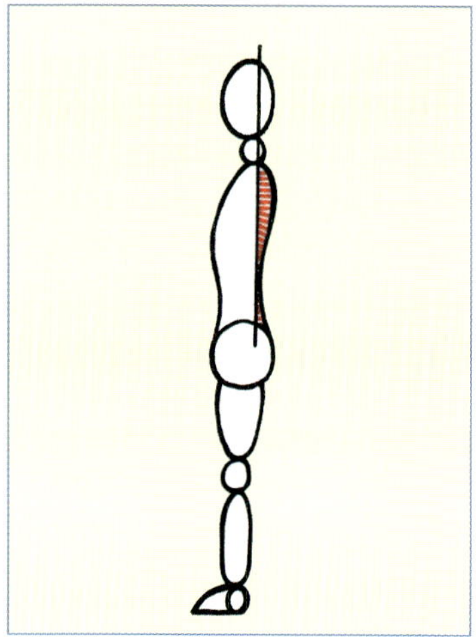

Knochenfortsätze bestimmen das sanfte S der aufgespannten Wirbelsäule.

Schmetterling schlafen, so liegen Sie richtig. Legen Sie die Hände in die Leiste. Ist diese vollkommen entspannt, ist auch das ein Hinweis, dass Becken und Wirbelsäule in der idealen Position sind.
Geben Sie einen kleinen Ballon unter den Kopf, wirklich unter den Schädel, nicht unter den Nacken. Entspannen Sie den Kopf. Gute Ballonqualität vorausgesetzt, kann nichts passieren. Arme seitlich anwinkeln, die Ellbogen lang fließen lassen, als fließe warmer Honig durch die Knochen. Sie erinnern sich, so holten Sie im Sitzen die

Oberarmkugeln aus dem Schulterdach, genauso funktioniert's auch im Liegen. Kann der Oberarm nicht mehr länger werden, drehen Sie die Muskeln aus, nach hinten. Fließen dabei die Schultern wie Pudding auf die Unterlage, begleitet von einer angenehmen Dehnung im vorderen Brustkorb, so können Sie sicher sein, dass die Grundhaltung stimmt. Passiert wenig bis nichts, bleiben die Schultern steif und starr in der Luft stehen. So hilft das Ausstreichen der Knochen und das Dehnen der Zwischenrippenmuskeln, wie Sie es bereits kennen gelernt haben:

1. Mit dem Mittelfinger der rechten Hand den Ansatz des linken Schlüsselbeins halten. Die linke Hand streift das Schlüsselbein zart aus. Der Ellbogen zeichnet einen großen Bogen. Seite wechseln.

2. Das Brustbein von der Mitte aus nach oben und unten lang streicheln, ganz ultrazart.

3. Handseiten zwischen die Rippen legen und gleichzeitig nach oben und unten auseinander dehnen.

Entspannen – und los geht's mit den Augenübungen. Mund leicht öffnen. Zungenenden an den Gaumen legen. Kinn im 90°-Winkel zum Hals. Augen zu.

Goldfäden spannen

Das strafft die Augenpartie. Erfrischt müde Augen. Zieht im Schädel ein muskuläres Zwischenstockwerk ein. Stellen Sie sich vor, an den inneren Augenwinkeln seien Goldfäden festgemacht. Verknoten Sie die Goldfäden über der Nasenwurzel. An den äußeren Augenwinkeln sind ebenfalls Goldfäden festgemacht. Verknoten Sie die imaginären Goldfäden am Hinterkopf.

Ziehen Sie nun – immer in der Vorstellung, die Muskeln folgen Ihnen wie junge Hündchen – die Goldfäden vom Brauenansatz über der Nase schräg hoch Richtung Kronenpunkt. Ein bisschen höher an der Braue noch einen Goldfaden befestigen und zum Kronenpunkt. Das spannt den Brauenhebermuskel auf und wirkt Wunder gegen die Steilfalte über der Nase. Diese Goldfadengrundspannung bitte halten.
Bei der nächsten Übung müssen Sie herausfinden, was für Sie funktioniert. Ich atme von einem Punkt zum anderen, vielleicht spannen Sie lieber noch ein paar Goldfäden, einfach ausprobieren.
Sie wissen ja nun, Sie können dem Feedback Ihres Körpers vertrauen.

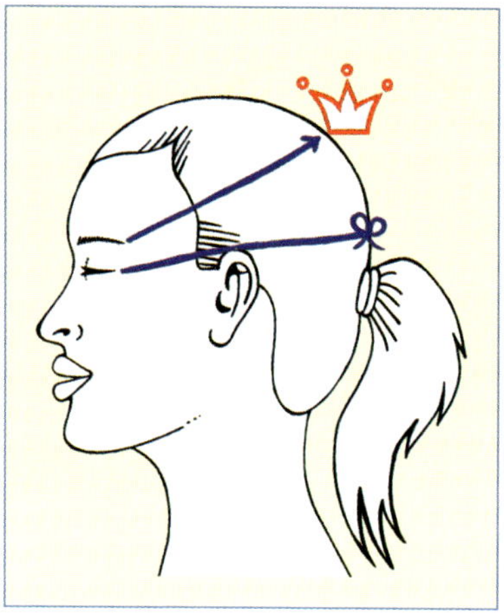

Stellen Sie sich Goldfäden vor, die Ihr Gesicht spannen: Die Muskeln folgen.

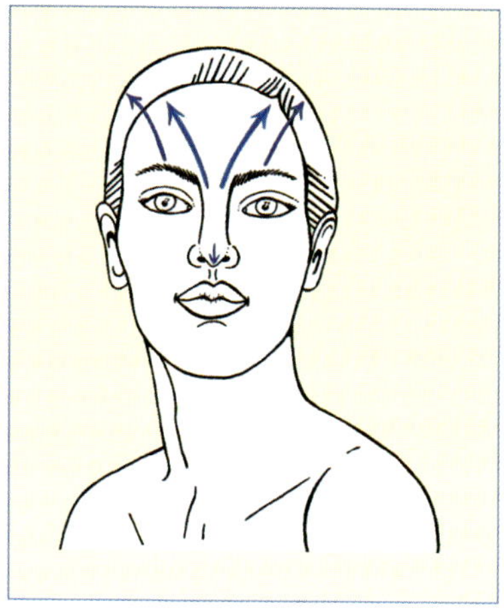

Stirn entspannen, damit sich die Brauen anheben können.

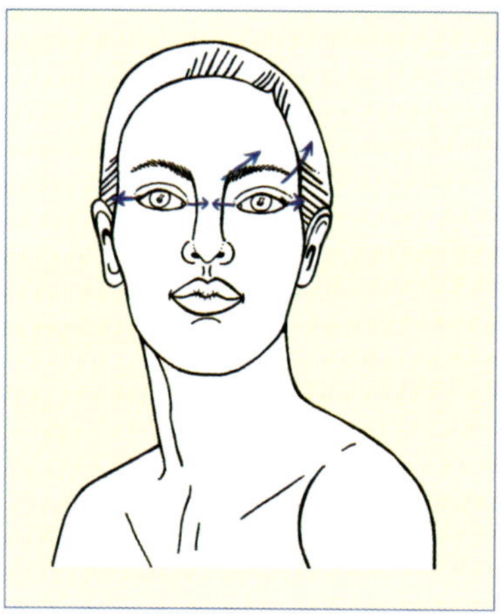

Die inneren Augenwinkel Richtung Nasenwurzel dehnen, die äußeren Richtung Hinterkopf. Brauen anheben.

Reise durch den Kopf: Augenmuskeln aktivieren

Linkes Auge. Innerer Augenwinkel. Einatmen. Den Atem durch den Kopf ziehen. Am Atlas links außen ausatmen. Äußerer Augenwinkel. Einatmen. Durch den Kopf. Mitte Atlas ausatmen.

Am rechten Auge wiederholen: Vom inneren Winkel zum Atlas rechts außen atmen. Vom äußeren Winkel zum Atlas Mitte.

Oder eben, wie gesagt, Goldfäden spannen vom inneren Augenwinkel links zum Atlas außen links. Vom äußeren Augenwinkel links zum Atlas,

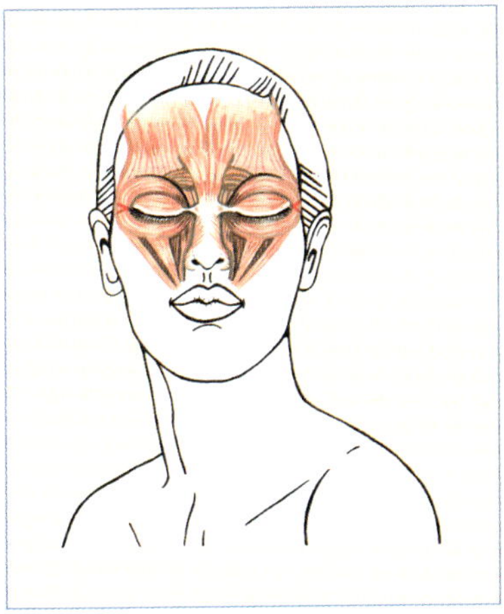

Diese Muskeln werden vernetzt, damit sich die Augenpartie straffen kann.

Mitte. Beim rechten Auge wiederholen. Anfangs ist es einfacher, wenn Sie die Punkte bezeichnen. Ganz zart einen Finger zuerst an den Augenwinkel legen, einatmen, mit dem Finger zum Atlas wechseln.
Nun wird gesteigert. Zwei Finger gleichzeitig auf den inneren und den äußeren Winkel desselben Auges legen, an den beiden Punkten einatmen, Finger an den gleichseitigen Atlas, ausatmen. Linkes Auge, rechtes Auge, linkes Auge, rechtes Auge. Das ergibt mit der Zeit fast automatisch eine »Augenwippe«. Es fühlt sich an, als komme das eine Auge aus der Höhle heraus, während das andere immer

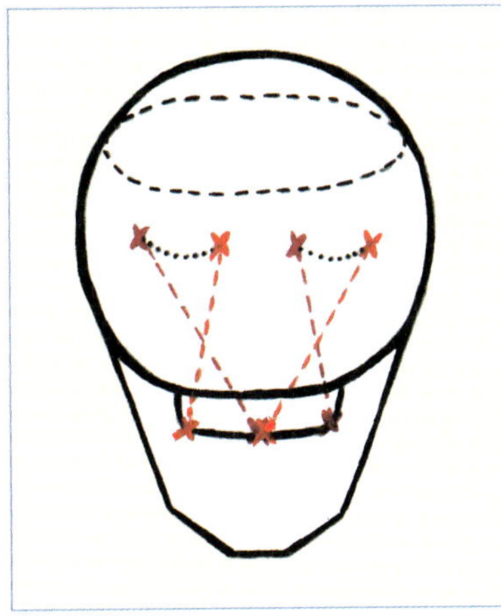

Die eigentlichen Augenmuskeln gehen quer durch den Kopf zum Atlas.

tiefer in den Kopf hineingeht. Bildlich gesprochen natürlich, die Augen bleiben selbstverständlich in ihren Höhlen …

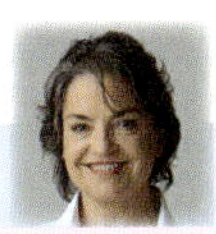

Mein Tipp

Fällt es Ihnen schwer, die Augenmuskeln bewusst zu spüren und zu aktivieren, hilft es, wenn Sie eine Glasmurmel auf die geschlossenen Augenlider legen. Sie gibt es im Spielwarengeschäft und in vielen Bauhobbyläden in der Abteilung Deko.

Kleine Wimper Tarzan

Strafft den gesamten Augenringmuskel. Kräftigt den Augenschließmuskel. Kräftigt nach dem Prinzip von Zug und Gegenzug die Augenmuskeln im Kopfinneren.
Grundaufspannung aus »Goldfäden spannen« beibehalten. Augen geschlossen. Nun stellen Sie sich vor, die Wimpern des Oberlids ziehen das Oberlid vom Auge weg, Richtung Zimmerdecke. Das klingt exotisch, doch gibt es in der Tat einen kleinen Muskel, der das Augenlid umrandet. Durch Training strafft dieser kleine Augenschließmuskel den ganzen Ringmuskel, der Ober- und Unterlid bildet. Sobald Sie den Wimperziehdreh raushaben, können Sie sich vorstellen, dass vom inneren Augenwinkel eine Wimper um die andere das Oberlid ganz alleine vom Auge wegzieht, brave kleine Racker. Ebenso am Unterlid, lassen Sie die Wimpern für sich arbeiten, das Schlimmste, was Ihnen passieren kann, ist Muskelkater an den Lidrändern. Dafür wird Ihr Blick sofort klarer. In Verbindung mit der Augenwippe verbessert der Wimperntanz auch die Sehkraft.

Steigerung: Mit den Wimpern die Augenlider weg und im gleichen

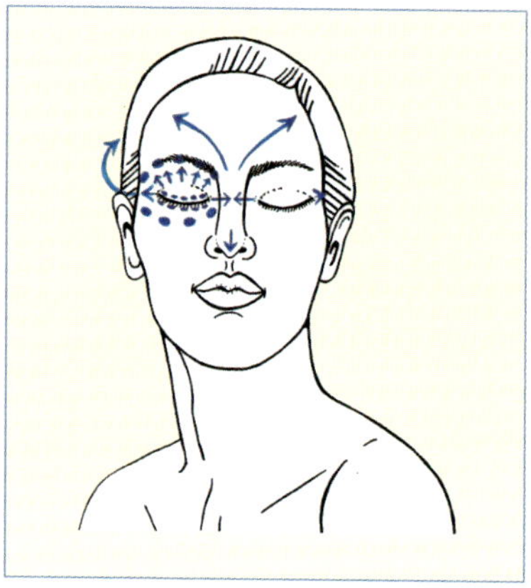

Ziel der Feinarbeit an den Augen ist die punktuelle Stimulierung aller Muskelanteile.

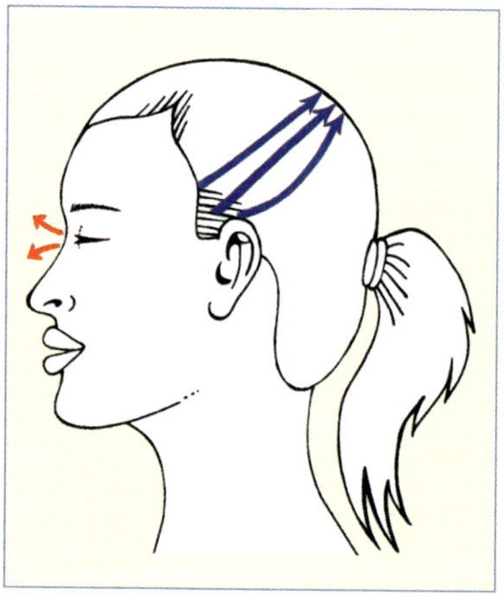

Mit den Wimpern das Oberlid und das Unterlid vom Auge wegziehen: stärkt den Ringmuskel.

Stirn nicht hochziehen! Denn das überdehnt den Augenringmuskel und verschlimmert die Fältchen – abgesehen davon, dass eine in Falten gelegte Stirn auch nur Falten produziert. Falls Sie gar nicht mehr spüren, wann und wie oft Sie die Stirn hochziehen: Pinseln Sie eine Gesichtsmaske auf, die hart wird. Oder kleben Sie ein Stück elastische Binde auf, Wundpflaster geht auch, einfach, um mal zu spüren, wie oft und wie unbewusst Ihr Stirnrunzeln abläuft. Die auftretenden Spannungen werden Sie überrraschen.

Rhythmus die Ohren nach hinten oben ziehen.

Noch mehr Steigerung: Wimpern nach vorn, Ohren nach hinten, Nasenspitze nach unten dehnen. Mit ein bisschen Übung können Sie diese »Liftingmaske« mühelos in Ihren Alltag einbauen.

Immer wie frisch aus den Ferien

Als Drogistin lernte ich, mich mit Gesichtszügen, Hauttypen und physiognomischen Zeichen auseinanderzusetzen – auch bei mir selbst. Und so fiel mir auf, wie sich mein Gesicht schon mit jungen 25 Jahren nach schlaflosen Babynächten zu verändern begann. Müder Gesichtsausdruck, Stirn- und Augenfalten. Glücklicherweise lernte ich die CANTIENICA®-Methode kennen. Nach kurzer Trainingszeit hatte sich der Hallux valgus an meinen Füßen zurückgebildet, der Unterleib war geliftet.

An die Faceforming-Ausbildung machte ich mich, weil sie halt zur Methode dazugehört. Die Auseinandersetzung mit Kronenpunkt und Co. entpuppte sich in der Tat als Krönung. Schon unmittelbar nach dem Seminar fragten mich Freundinnen und Kollegen, Klientinnen und Patienten, ob ich in den Ferien gewesen sei, ich sähe so entspannt aus. Die »müden Augen« sind weg, die Fältchen werden weniger, sogar die Nase begradigt sich. Die Diagonalatmungen geben mir Weite im Kiefer, die Zähne bekommen mehr Raum, dehnen sich aus und stehen zusehends gerader. Es ist unglaublich zu spüren, mit welcher Leichtigkeit die Gesichtsmuskeln sich aufspannen und zusammenarbeiten.

Bettina Dlabek-Kubli, Jahrgang 1972, CANTIENICA®-Instruktorin, Wetzikon, Schweiz, www.bodyworx.ch

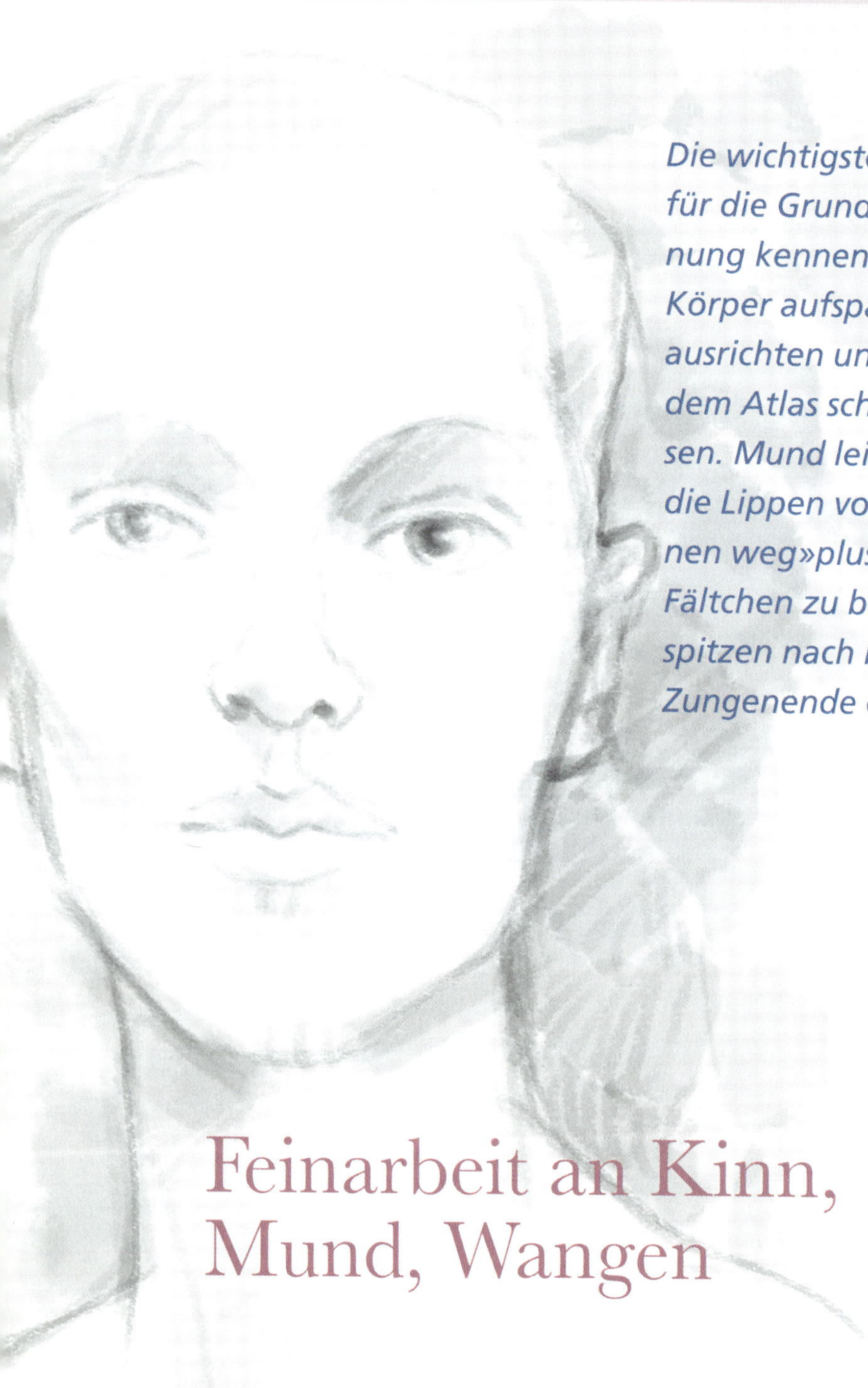

Die wichtigsten Übungen für die Grundaufspannung kennen Sie schon: Körper aufspannen, Kopf ausrichten und frei über dem Atlas schweben lassen. Mund leicht öffnen, die Lippen von den Zähnen weg»plustern« – ohne Fältchen zu bilden. Ohrspitzen nach hinten oben, Zungenende ebenfalls.

Feinarbeit an Kinn, Mund, Wangen

Bei eingefallenem Kinn schieben Sie mit der Zunge den Gaumen nach vorne, als wollten Sie die obere Zahnreihe verschieben, »vergrößern«. 10-mal. Ebenso den Mundboden mit der Zunge von hinten nach vorne ausstreichen, als wollten Sie die Zähne wegschieben. Diese Zungenübungen vermitteln Ihnen eine Wahrnehmung für Unter- und Oberkiefer.

Die eingebildete Zahnspange

Nun stellen Sie sich vor, Sie ziehen am Oberkiefer am Rand der Zahnhälse innen an den Zähnen eine Spange ein. Versuchen Sie, die Spange zu vergrößern, weiter zu machen – genauso, wie es der Zahnarzt auch macht. Am Unterkiefer an der Innenseite der Zähne ebenfalls eine imaginäre Zahnspange einziehen und weitermachen.

Für die gezielte Straffung der Nasolabialfalten, zum Auffüllen der Lippen und der Oberlippen, zur Straffung der Kaumuskulatur (»Hamsterbäckchen«) habe ich Variationen kreiert. Die Idee dahinter ist nicht, dass Sie täglich alle Übungen machen, sondern dass Sie herausfinden, was für Sie funktioniert. Ganz einfach, über den Spiegel: Zeigt das Spiegelbild den Effekt, den Sie

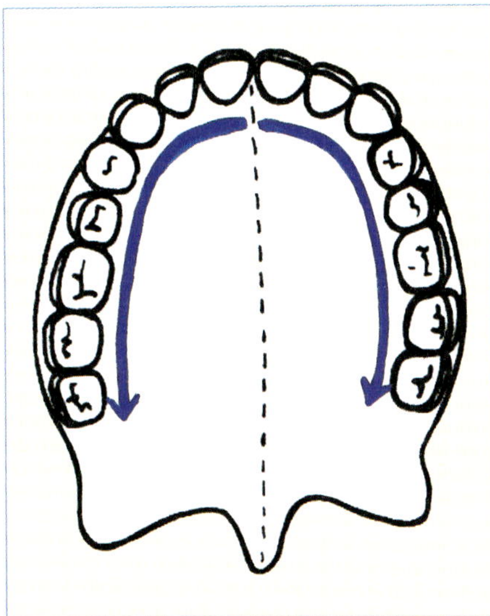

Vorstellungshilfe für das Anlegen der imaginären Zahnspange im Gaumen.

Die eingebildete Zahnspange hilft auch bei Skoliosen. Bei der S-Krümmung sind immer auch Atlas, Schädelbasisgelenk und Kiefer betroffen.
Mir halfen diese intensiven Dehnübungen für Knochen und Muskeln im Mund auch dabei, die schief laufenden Zähne gerade zu stellen. Außerdem richtet sich der Kopf dabei ideal aus, die typische Schrägstellung des Kopfes auf die skoliotisch verkürzte Seite verliert sich somit.

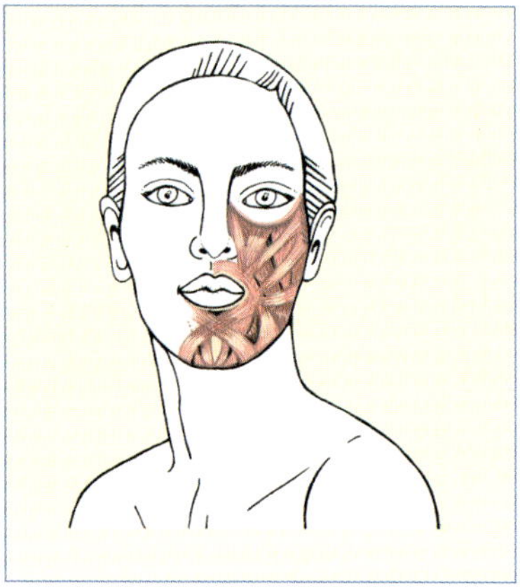

Feinarbeit an den schwimmenden Mimikmuskeln an Wangen, Kinn, Mund.

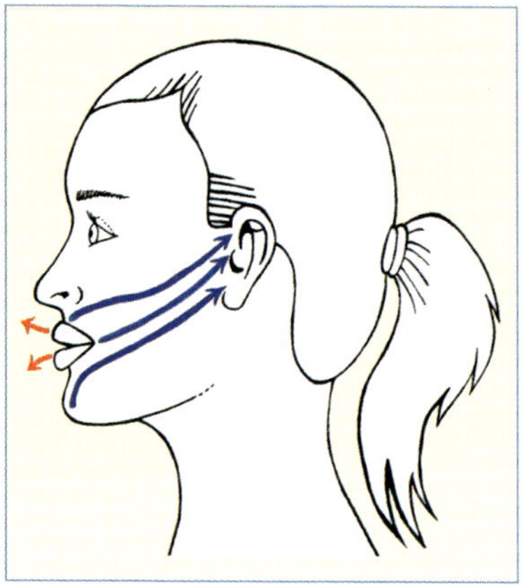

Prinzip Zug-Gegenzug: bringt Spannung in die schwimmende Muskulatur.

wünschen, so ist es die richtige Übung für Sie.
In meiner Praxis begegnen mir zwei grundlegend verschiedene Bedürfnisse: der Wunsch nach Straffung und Verschlankung der Wangenpartie oder der Wunsch zum Auffüllen eingefallener Wangen. Entsprechend bündle ich die Übungen für diese unterschiedlichen Ansprüche an CANTIENICA® – New Faceforming.

Straffen und verschlanken

Im Sitzen oder Liegen: Grundaufspannung exakt aufbauen. Mund leicht öffnen. Zungenende an den Gaumen, Ohren nach hinten oben. Nun pulsieren Sie gleichzeitig mit den Lippen von den Zähnen weg und mit dem Zungenende und den Ohren in die Gegenrichtung, also zum Hinterkopf.
Legen Sie einen Mittelfinger zart auf die Spitze (Mitte) des Kinns, den anderen Mittelfinger an die Mitte der Stirn, exakt am Haaransatz. Nun versuchen Sie, mit den kleinen Kinnmuskeln – NICHT mit dem Unterkiefer!!! – den Finger wegzuschieben, gleichzeitig pulsieren Sie an der Stirn leicht Richtung Kronenpunkt, dabei ziehen Sie die Nase lang.
Behalten Sie die Grundaufspannung bei, und legen Sie die Außenseiten

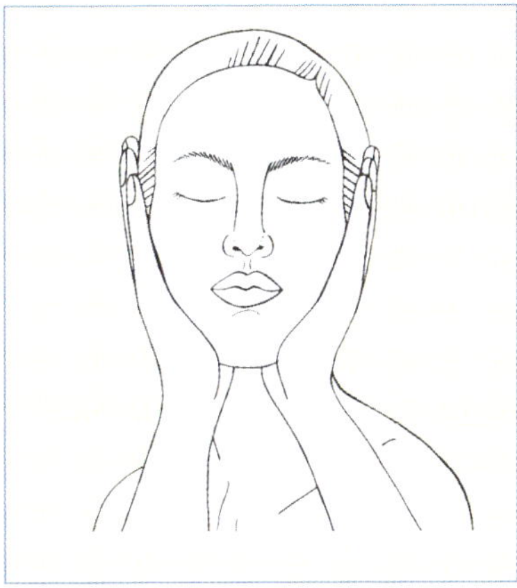

Handaußenseiten ultrazart auflegen und nach hinten oben pulsieren.

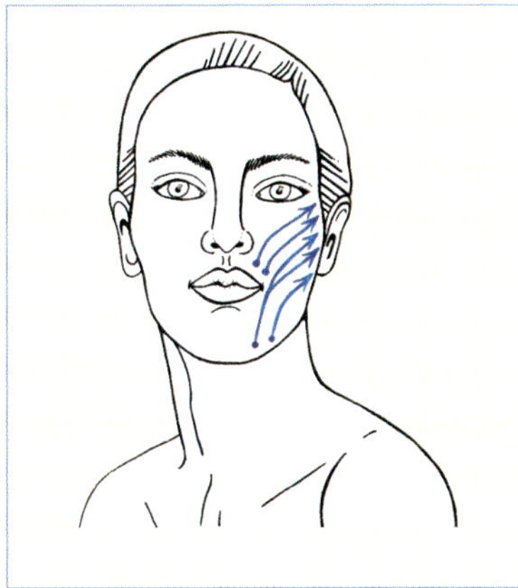

Die Hände fächerförmig versetzen und immer von unten Richtung Ohren pulsieren.

der Hände zart, weich, entspannt in V-Form auf die Kiefer. Die Handwurzeln der Kleinfinger liegen seitlich am Kinn, die Kleinfingerspitze liegt, je nach Größe Ihrer Hand, vor dem Ohr. Die Hand soll bittebitte so leicht aufliegen, dass es Ihnen so scheint, als würde sie zittern. Nun pulsieren Sie mit der Handseite 44-mal zart von unten nach oben. Versetzen Sie die Hände leicht: Die Wurzeln bleiben liegen, die Kleinfinger verschieben sich fingerbreit nach oben. 44-mal pulsieren. Kleinfinger um eine Fingerbreite nach oben versetzen. Bei den meisten Gesichtern kann jetzt auch der Ringfinger mitarbeiten, einfach auflegen, wo er bequem zu liegen kommt, er trifft bestimmt auf eine Muskelkreuzung. 44-mal nach hinten oben pulsieren.

Kleinfinger um Fingerbreite nach oben versetzen, fächerartig, nun liegt er bei mir auf dem Jochbein, und vor den Ohren kann der Mittelfinger nachrücken und mitpulsieren, 44-mal die Handaußenseite und die Fingerspitzen nach hinten oben pulsieren.
44-mal ist einfach so eine Zahl. Wenn Ihnen nach 22 Pulsen die Arme abfallen: Pause einlegen, schütteln, entspannen, weitermachen. Haben Sie Zeit und Lust für 66 oder 88 oder 111 Pulse: nur zu.

Handwurzeln am Kinn etwas höher setzen, Mund schön von den Zähnen wegdehnen. Mit der Kleinfingerseite der Hand nach hinten oben pulsieren. Kleinfinger einen Fingerbreit nach oben versetzen, pulsieren. Fächerartig arbeiten, bis der Kleinfinger am unteren Rand der Augenhöhle (über dem Jochbein) zum Liegen kommt. Hier ist Schluss. Überlegen Sie nicht, was die übrigen Finger tun sollen: Einfach liegen lassen, wo sie zu liegen kommen, und mitpulsieren lassen.

Straffen und auffüllen

Die Grundübungen sind identisch mit denen unter dem Titel Straffen und verschlanken. Als Vorbereitung machen Sie die Zungenreisen: Mit der Zungenspitze von innen die Ohren putzen. Beziehungsweise so tun, als ob. Die Backen von innen »tapezieren«. Von unten nach oben und von oben nach unten die Wangeninnenseiten massieren. Über kurz oder lang können Sie mit den Muskeln gegen die Zunge drücken, als wollten Sie Widerstand leisten.
Die Nasolabialfalte können Sie ebenfalls mit der Zunge unterfüttern. Einfach mit der Zunge von unten nach oben ausstreichen und mit den Muskeln gegen die Zunge arbeiten. Nicht frustriert sein, wenn der Gegendruck beim ersten Mal nicht klappt, einfach so tun, als ob. Beim dritten Versuch werden die Muskeln mitmachen.
Legen Sie die Handaußenseiten ultraleicht auf Kinn und Wangen, wie unter *Straffen und verschlanken* beschrieben, während Sie gleichzeitig die Wangen von innen leicht aufblasen, als wollten Sie eine Feder von der Hand blasen. Im Spiegel checken: Der Mund darf sich nicht kräuseln, die Oberlippe bleibt glatt – nur eben ein bisschen aufgeblasen.

Mein Tipp

Bitte nicht die ganze Hand aufs Gesicht drücken. Das verführt zu zu viel Druck. Sie erinnern sich, das ist das Einzige, was Sie bei CANTIENICA® – New Faceforming wirklich falsch machen können.
Und wenn Sie schon überzeugt sind, überhaupt keinen Druck auszuüben und feenzart zu arbeiten, glauben Sie mir: Es geht noch zarter. Babyschwanenfederzart. Je zarter die Berührung, umso deutlicher können die Muskeln antworten.

Der Erdbeermund – Übung 1

Füllt die Lippen auf, vor allem auch die Mundwinkel, entfaltet die Ringmuskulatur um den Mund herum. Hebt die Muskeln an, die den Mund nach unten ziehen (Marionettenfalten), und strafft die Kinnmuskeln.

Zwei Übungen zur Entfältelung des Ringmuskels um den Mund, die Sie sehr sorgfältig durchführen müssen, denn falsch gemacht, können Sie das Gegenteil von dem bewirken, was sie eigentlich bezwecken: Lippen voller machen, Oberlippen glätten, Nasolabialfalten mindern.
Probieren Sie die Übungen vor dem Spiegel aus, beobachten Sie, welche von ihnen den Effekt hat, den Sie wünschen, und das ist dann Ihre Übung.

Die Zeigefinger unmittelbar hinter den Nasolabialfalten auflegen, ganz leicht anpressen. Gleichzeitig die Lippen nach vorne plustern, sie müssen voll und faltenlos aussehen. Nun pulsieren Sie mit den Ohren und den Zungenenden nach hinten oben, wie Sie das ja nun im Schlaf beherrschen, die Lippen pulsieren nach vorne. Den unteren Wimpernkranz samt Unterlid nach oben und vom Auge wegziehen.
Je kraftvoller Sie den Zug der Muskula-

Mein Tipp

- Zum Aufplustern von Haut und Muskeln bei eingefallenen Wangen bewähren sich Schröpfköpfe. Am besten – allerdings auch am teuersten – sind sie mundgeblasen und mit einem Steg, damit die Haut nicht in das Schröpfglas gesogen wird. Ich arbeite mit den Schröpfern »Trans-Dermator« von Vitaion, www.vitaion-kosmetik.de.
- Hat sich die Gewohnheit, die Lippen an die Zähne einzuziehen, so stark in Ihrem Alltag verankert, dass Sie gar nicht wissen, wie Sie aus der Gewohnheit wieder herausfinden, so hilft der Lippenkeil »Faceformer« von Dr. Berndsen, erhältlich im CANTIENICA®-Shop unter www.cantienica.com oder www.akuphon.de.
  Wer den Lippenkeil im CANTIENICA®-Shop bestellt, erhält dazu auch eine ausführliche Anleitung mit den besten Übungen zur Unterstützung des Zug-Gegenzug-Prinzips.

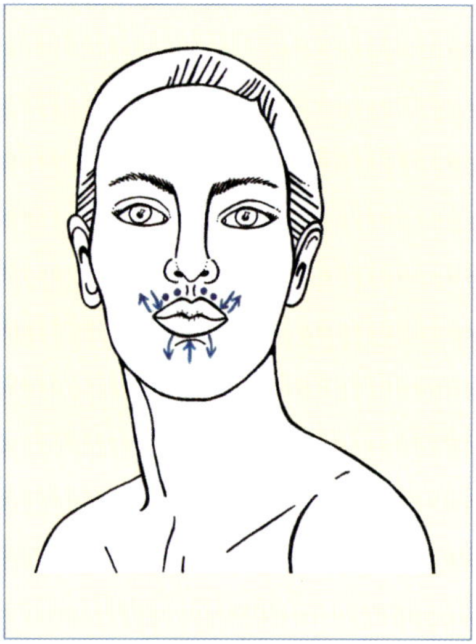

Wecken Sie den Ringmuskel des Mundes so, dass Ihre Lippen vibrieren.

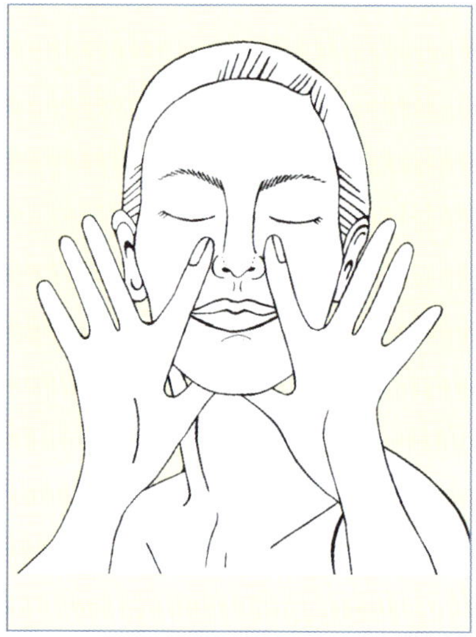

Zeigefinger zart auf die Nasolabialfalten legen und die Lippen nach vorne dehnen.

tur unter Ihren Zeigefingern wahrnehmen, umso stärker können Sie pressen. Die Haut darf einfach nirgends eindellen.

Der Erdbeermund – Übung 2

Die zweite Spezialübung hilft gegen hartnäckige Nasolabialfalten, bedingt indes das Fingerspitzengefühl und eine gute Selbstwahrnehmung.
Grundaufspannung Körper und Kopf via Diagonalatmung: Durch den rechten Sitzbeinhöcker ein-, durch die linke Schulter ausatmen. Wechseln, von links unten nach rechts oben. 3-mal im Wechsel. Durch die Kinnspitze rechts ein-, durch den Hutrand links ausatmen. Wechseln, von links unten nach rechts oben. 3-mal im Wechsel.
Die Ohren nach hinten oben dehnen, die Zungenenden ans Gaumendach legen. Stecken Sie links und rechts die sauber gewaschenen Zeige- und Mittelfinger in den Mund, und dehnen Sie die Ringmuskeln um den Mund herum. NICHT DIE LIPPEN, die bleiben entspannt. Streichen Sie mit dem

Mein Lifting ohne Messer
Ich faceforme seit sieben Jahren und bin sicher, dass meine Augenlider mehr hängen würden ohne die Augenübungen. Generell bekomme ich immer wieder Komplimente und werde gefragt, was das Geheimnis meines guten Aussehens sei. Außerdem ist es interessant, dass junge Bekannte von mir überzeugt sind, ich sei geliftet – mit dem Skalpell. Was nicht stimmt. Mein Lifting heißt CANTIENICA® – New Faceforming.

Yvonne Kronenberg, Jahrgang 1953, Kosmetikerin und CANTIENICA®-Instruktorin, Bülach, Schweiz

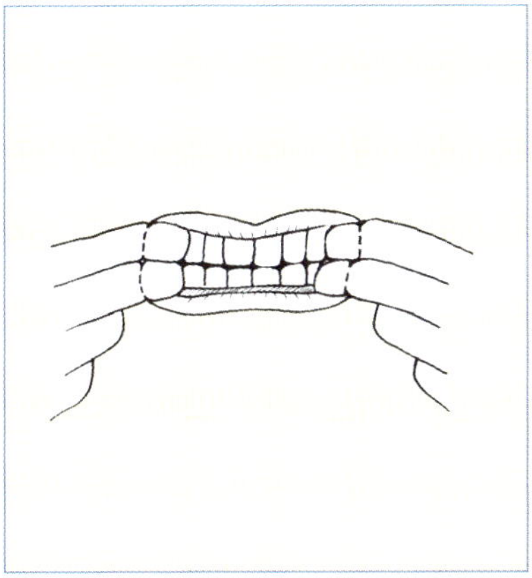

Spezialübung bei starken Nasolabialfalten: den Ringmuskel gezielt trainieren.

Daumen die Nasolabialfalte glatt, vom Gesicht weg, nach vorne.
Versuchen Sie, den Mund von den Seiten her zu schließen. Die Finger leisten Widerstand. Richtig gemacht, fühlt es sich an, als sei hinter den Lippen, am Übergang zur normalen Haut, ein richtiger Muskelring eingesetzt. Genau diesen Ring möchten Sie kräftigen. Die Lippen bitte unbedingt entspannt lassen! Ja, stimmt, diese Übung können Sie nicht jederzeit und überall in aller Öffentlichkeit machen. Das stille Kämmerlein ist besser geeignet. Versuchen Sie 12- bis 20-mal den Mund von der Seite her gegen den Fingerwiderstand zu schließen. Geben Sie so viel Widerstand, dass es nicht klappt mit dem Schließen.

Ziehen Sie die Nasolabialfalten noch einmal nach vorne, halten Sie die Zugspannung, und pulsieren Sie mit Ohren und Zungenenden kraftvoll in die Gegenrichtung. Schmerz? Nein. Vorausgesetzt, Sie haben das gemacht, was ich beschreibe, so spüren Sie Muskelkater.
Finger wieder aus dem Mund, entspannen. Im Spiegel sollten Sie eine entspannte und glatte Mundpartie sehen. So entspannt und so glatt, dass Sie hoch motiviert sind, die – zugegeben – anspruchsvollen Übungen regelmäßig zu machen. Ganz wichtig: nur von den Seiten her arbeiten, die Mitte der Ober- und Unterlippe bleibt entspannt.

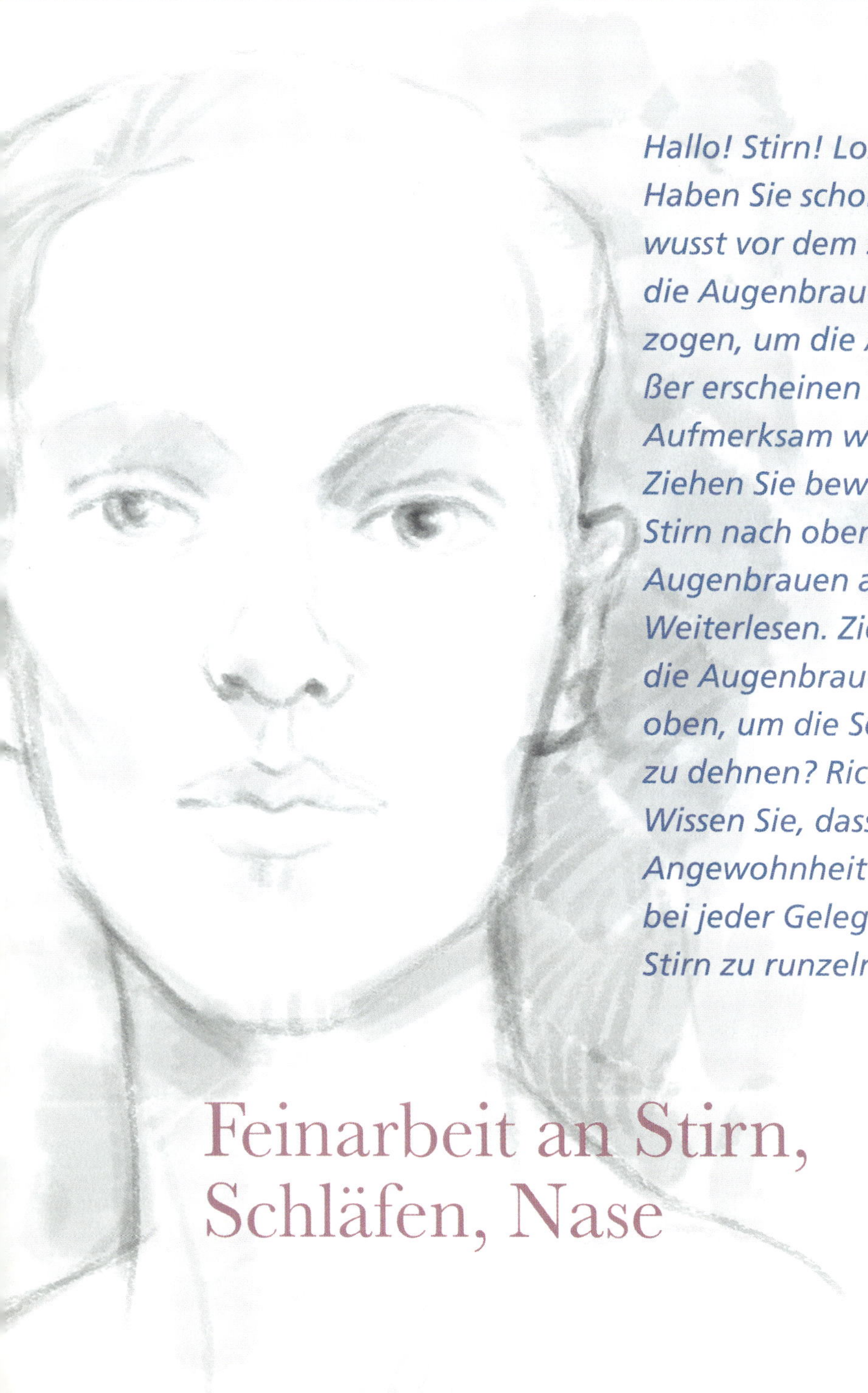

Hallo! Stirn! Loslassen! Haben Sie schon mal bewusst vor dem Spiegel die Augenbrauen hochgezogen, um die Augen größer erscheinen zu lassen? Aufmerksam weiterlesen. Ziehen Sie bewusst die Stirn nach oben, um die Augenbrauen anzuheben? Weiterlesen. Ziehen Sie die Augenbrauen nach oben, um die Schlupflider zu dehnen? Richtig: lesen. Wissen Sie, dass Sie die Angewohnheit haben, bei jeder Gelegenheit die Stirn zu runzeln? Lesen.

Feinarbeit an Stirn, Schläfen, Nase

Schritt 1 ist in Sachen Stirnglättung die furchtlose Selbstwahrnehmung. Beobachten Sie sich. Wann ziehen Sie die Brauen oder die Stirn hoch? Bewusst? Unbewusst? Beim Arbeiten. Im Gespräch. Beim Nachdenken. Beim Wimperntuschen. Unter Anstrengung … Bitten Sie eine Person, die Ihnen nahe steht, Sie zu beobachten und Sie darauf aufmerksam zu machen, wenn sich Ihre Stirn in Falten legt. Sie werden staunen.

Sie erinnern sich an die Einleitung des Buches. Mimik ist wunderbar. Die Mimik hatte viel mit unserer Menschwerdung zu tun. Es ist schön, Überraschung zu zeigen, indem wir die Augen aufreißen und die Stirn hochziehen. Es ist köstlich, Erstaunen im Gesicht des Gegenübers wahrzunehmen. Legt Ängstlichkeit die Stirn beim anderen in Falten, so ist das ein klares Signal. Aber die Stirn braucht doch auch mal Pause. Unentwegt hoch oder angezogen verspannt sich die ganze Kopfhaut, das kann zu Kopfschmerzen führen. Und, das Thema dieses Kapitels: Die Falten prägen sich auf der Stirn nachhaltig ein. Die hochgezogene Stirn zieht auch die Brauen hoch. An den Brauen hängen die Augenringmuskeln. Durch das chronische Hochziehen werden diese Ringmuskeln chronisch überdehnt. Besonders die dünne Haut, die das Augenlid bildet, reagiert empfindlich auf chronische Überdehnung – sie fältelt sich und beginnt zu hängen. Viele – viele! – Frauen lassen sich die Augenlider straffen, ziehen weiter die Stirn hoch, nach drei Jahren hängt das Oberlid wieder. Noch einmal straffen? Sicher, das geht. Spätestens nach dem dritten Mal lassen sich die Augenlider nicht mehr richtig schließen, Schluss mit tiefem Schlaf und süßen Träumen!

Ablenkungstaktik für den Stirntick

Die zweidimensionalen Kopfatmungen sind nützlich als Grundübung zur Stirnentfaltung. Ob im Sitzen oder Liegen: den gesamten Körper in eine schöne Aufspannung bringen. Kinn zu Hals bildet den rechten Winkel. Nackenstern und Kronenpunkt wecken. Zungenenden an den Gaumen legen, Lippen in die Gegenrichtung »denkdehnen«, Ohren nach hinten oben dehnen. An der Kinnspitze rechts einatmen, am Geheimratseck links ausatmen. Kinnspitze links zur Stirnecke rechts. 12-mal.
Die Augenpartie aufspannen: Augenwinkel innen verbinden, Augenwinkel außen mit dem Goldfaden verbinden.

Vom inneren Brauenbogen aus die Fäden nach hinten oben spannen, wie Sie das aus dem Augenkapitel kennen. Vielleicht reicht ein Goldfaden, vielleicht spannen Sie über die ganze Länge der Brauen mehrere Fäden fächerartig. Die Zugspannung, die durch dieses Fädenspannen entsteht, halten.

Die Rahmenpunkte stimulieren: Finger sanft auf die Schläfen und die Muskeln seitlich hoch dirigieren. Fingerkuppen versetzen und den Haaransatz der Stirn entlang alle Punkte stimulieren, die Ihnen unter die Finger kommen. Bis sich die Finger in der Stirnmitte treffen. Augen schließen und die Wimpern Tarzan spielen lassen, das intensiviert die Übung: Die Wimpern ziehen die Augenlider von den Augäpfeln weg.

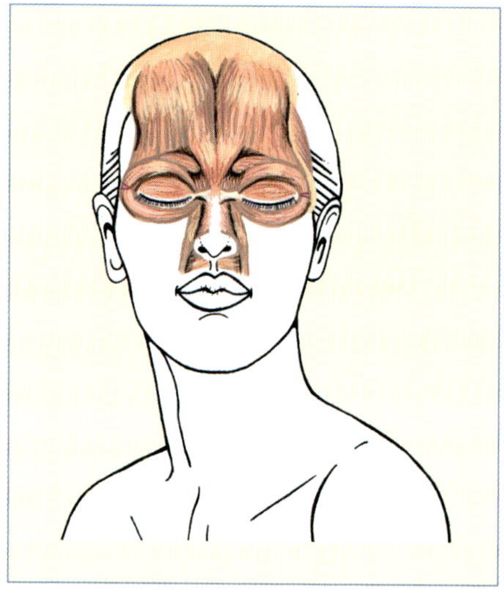

Feinarbeit an der Stirn: Diese Muskeln sind beteiligt.

Fingerfächer

Legen Sie die Finger zart und wie ein Dach in A-Form auf die Stirn, kleiner Finger oder Ringfinger treffen sich am Haaransatz in der Mitte der Stirn, je nach Hand- und Stirngröße. Pulsieren Sie mit den Händen ultrazart seitlich nach hinten oben. Also nicht senkrecht hochziehen, denn das arbeitet in die Falten, sondern erst Richtung Schläfen, dann Richtung Hinterkopf. Der Daumen, der in den Haaren zum Liegen kommt (pardon, liebe Männer mit Glatze, ist nicht so gemeint, da, wo Haare wären, gilt auch), kann den Puls verstärken. Achtung: Die Hände machen keine sichtbare Bewegung, sie geben den Muskeln darunter nur die Information zur Neuprogrammierung.
Versetzen Sie die Hände, immer dachförmig und fächerartig, bis sie an den Schläfen liegen. Ob Sie in jeder Fingerstellung 22-, 44-, 88- oder 222-mal pulsieren, hängt von der Zeit ab, die Sie investieren wollen – und von

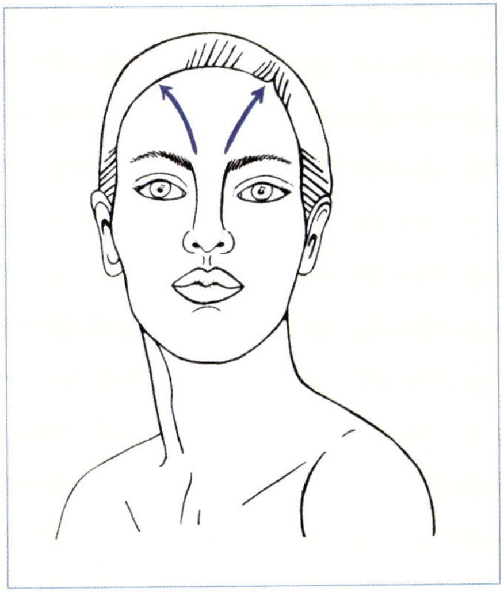

Leichter gesagt als getan: die Brauen anheben und die Stirn entspannt lassen.

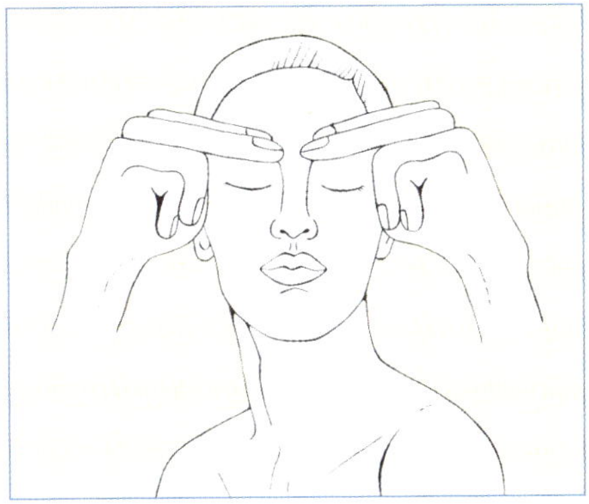

Unterstützende Fingerarbeit beim Brauenheben: Zeigefinger sanft auflegen.

der Dringlichkeit, mit der Sie sich entfalten möchten.

Die »zornige« Stirnfalte glätten

Sie steht senkrecht über der Nase und heißt Zornesfalte, Denkerfalte … Legen Sie je einen Finger auf den inneren Ansatz der Brauen neben der Nasenwurzel. Das geht von unten, Finger senkrecht, oder von der Seite. Ich mache es von der Seite, lege das erste Glied der Zeigefinger auf und sehe dabei aus wie ein Brillenbär. Pulsieren Sie ultrazart Richtung »Brauenknochen«. Der Stirnrunzler unter Ihren Fingern reagiert im Allgemeinen sehr schnell. Sobald Sie spüren, dass er sich regt, lassen Sie ihn selbst arbeiten, er soll Ihre Finger an der Braue entlangziehen. Pulsiert die Nasenspitze gleichzeitig in die Verlängerung – OHNE Oberlippe!!! –, so potenziert sich die Wirkung. Das hilft auch gegen horizontal verlaufende Fältchen zwischen den Brauen und an der Nase (»Nasekräuseln«).
Pulsieren mit der Nasenspitze: Beobachten Sie sich im Spiegel, die Nasenflügel sollen sich nicht aufplustern, sondern lang und schmal mitpulsieren.

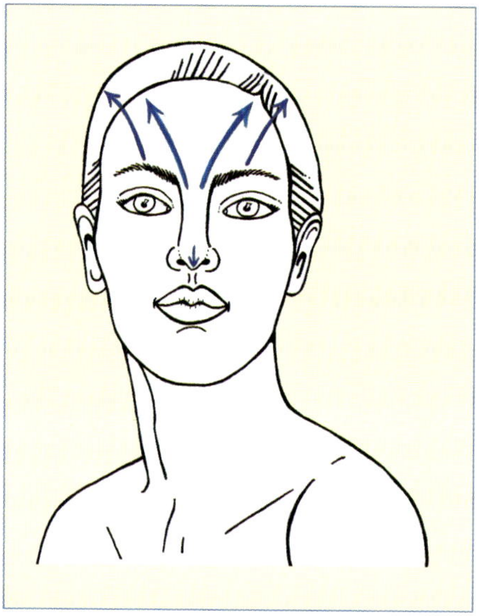

Zug-Gegenzug sorgt für Spannung: Brauen nach oben, Nasenspitze nach unten.

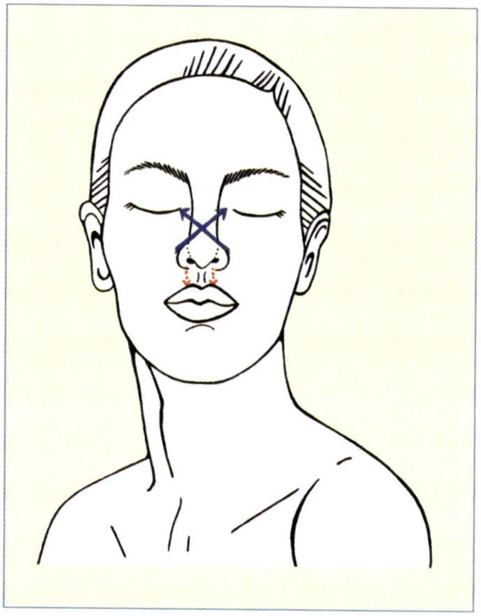

Feinarbeit an der Nase: Überkreuzatmung für Anspruchsvolle.

Ah, übrigens, die Ohren können mitpulsieren, das ist ganz vorzüglich und beschleunigt den Erfolg.

Als Abschluss für diese Serie die Hände an der Stirnmitte in den Haaransatz setzen, kraftvoll Richtung Kronenpunkt pulsieren, gleichzeitig die Nase lang ziehen und das Kinn spitzen, im Gegenzug zum Zungenende und zu den Ohren, die nach hinten oben dehnen. Auch hier gilt: Haben Sie die einzelnen Teile der Übung mal raus, können Sie jederzeit im Alltag schnell üben. Einfach die Muskelmaske aktivieren und pulsieren.

Naseweise Zaubereien

Ich darf oft mit Menschen arbeiten, die unter Gesichtslähmungen leiden – durch Schlaganfälle, Unfälle, Infektionen und andere Krankheiten. Ganz viele Veränderungen von Faceforming zu New Faceforming verdanke ich diesen Menschen, die mir vertrauen – und

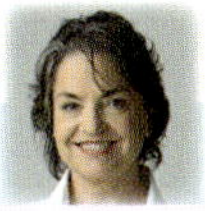

Mein Tipp

- Um im Alltag wahrzunehmen, welch Eigenleben die Stirn den lieben langen Tag so führt, können Sie Medizinpflaster aufkleben oder selbsthärtende Masken aufpinseln.
- Zur schnellen Aufpolsterung ist der bereits vorgestellte Schröpfkopf aus mundgeblasenem Glas bestens geeignet.

Frisch aussehen trotz Schlafmangel

Mein Faceforming-Intensivtraining fand in einer Zeit statt, in der ich nachts dreimal zum Stillen aufstehen musste. Trotz des Schlafmangels hörte ich von mehreren Seiten, dass ich so frisch aussähe. Nach dreiwöchigem Training konnte ich beobachten, wie sich meine Querfalten auf der Stirn buchstäblich in Nichts aufgelöst hatten. Meine Wangenpartie ist klarer modelliert, und auch die Halsfalten sind auf dem besten Wege, sich zu glätten! Und wenn ich doch mal in das alte Falten machende Muster falle, merke ich es sofort und kann es gleich verändern. Ein großartiges Gefühl, Herrin über alle schlafenden Gesichtsmuskeln zu sein … Für mich ist CANTIENICA® – Faceforming das i-Tüpfelchen der Methode. Die Feinarbeit am Kopf und im Gesicht zaubert oft schon in der ersten Lektion Weichheit und Schönheit in die Gesichter. Das Training macht wach und vertreibt Kopfschmerzen und Migräne.

Larene Thomson, Jahrgang 1967, Physiotherapeutin und CANTIENICA®-Instruktorin, Hamburg

bereit sind, alles auszuprobieren. Wahre Begeisterungsstürme wecken bei den Teilnehmer/innen die folgenden »naseweisen Zaubereien«. Ausprobieren. Und nicht frustriert sein, wenn es nicht sofort klappt. Betrachten Sie diese Feinarbeit als Angebot meinerseits, Sie können es annehmen oder ablehnen oder auf später verschieben. Oder stolz sein wie Antonia und Anton, wenn es klappt: Ihre Selbstwahrnehmung ist großartig.

Den rechten Nasenflügel nach unten dehnen, einatmen, den Atem zum linken Augenaußenwinkel ziehen, ausatmen. Andere Richtung: Am linken Nasenflügel einatmen, Flügel lang ziehen, zum rechten Augenaußenwinkel, ausatmen. Je 12-mal.

Der Mund ist, wie immer, leicht offen, mit dem Effekt, dass die Kiefergelenke mitmachen und sich selbst mobilisieren, im Schutz der perfekt vernetzten Muskulatur im Mund.

Den linken Nasenflügel lang ziehen, einatmen, am rechten inneren Augenwinkel ausatmen. Andere Richtung: am rechten Nasenflügel beim Langziehen einatmen, am linken inneren Augenwinkel ausatmen. Je 12-mal.

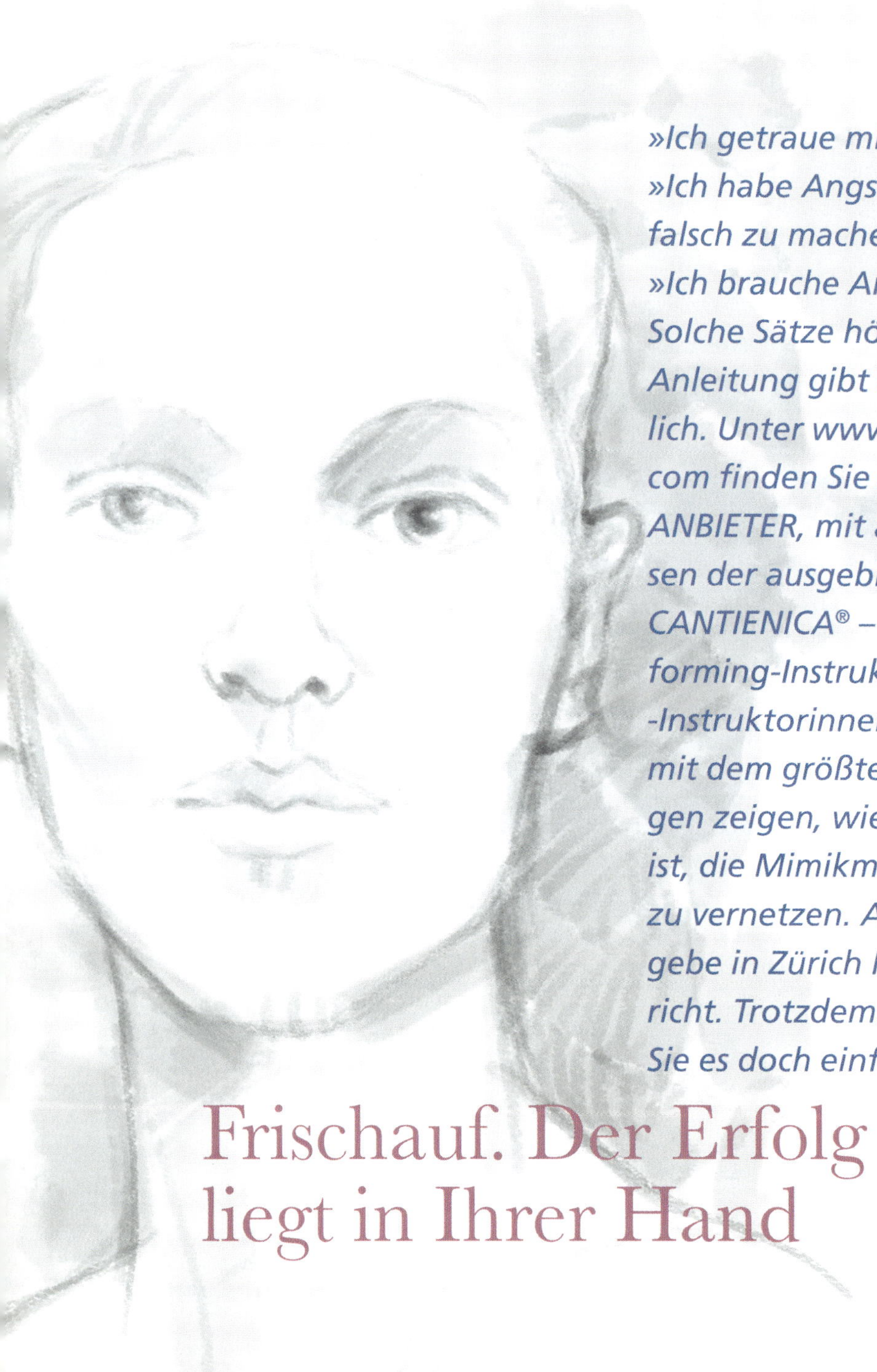

»Ich getraue mich nicht.« »Ich habe Angst, etwas falsch zu machen.« »Ich brauche Anleitung.« Solche Sätze höre ich oft. Anleitung gibt es, natürlich. Unter www.cantienica.com finden Sie die Rubrik ANBIETER, mit allen Adressen der ausgebildeten CANTIENICA® – New Faceforming-Instruktoren und -Instruktorinnen, die Ihnen mit dem größten Vergnügen zeigen, wie einfach es ist, die Mimikmuskulatur zu vernetzen. Auch ich gebe in Zürich Privatunterricht. Trotzdem: Probieren Sie es doch einfach aus.

Frischauf. Der Erfolg liegt in Ihrer Hand

Sie sind nur einen Fingerbreit von einem frischen Gesicht mit Ausstrahlung und nichts als den Lachfältchen entfernt. Es geht viel einfacher, als Sie denken. Das Gesicht ist wie ein eng gewirkter Muskelteppich. Das Einzige, was Sie falsch machen können, ist, zu grob zu arbeiten. Deshalb noch mal in Kurzfassung, worum es bei CANTIENICA® – New Faceforming geht.

- Der menschliche Kopf wird von fast 100 Muskeln zusammengehalten.
- Etwa 77 Muskeln arbeiten zusammen für den persönlichen Gesichtsausdruck, für die ganz persönliche Ausstrahlung.
- Ein Drittel dieser Muskeln ist untereinander vernetzt, also nicht wie die übrige Skelettmuskulatur am Körper an Knochen festgemacht, sondern eben Muskel an Muskel.
- Untrainiert, bzw. unbewusst benutzt, folgen diese Muskelketten der Schwerkraft und beginnen mit den Lebensjahren nach vorne unten zu hängen.
- Durch bewusste Vernetzung können diese Muskelketten wieder angehoben werden. Das strafft mit den Muskeln die Silhouette und glättet Mimikfalten.
- Wir können keinen Reißverschluss öffnen, um direkt an der Mimikmuskulatur zu arbeiten. Wir können durch die Haut Impulse an die darunter liegenden Muskeln geben.
- Die Haut muss nicht gedrückt oder verzogen werden, um die Muskeln darunter zu trainieren, im Gegenteil: Je schonender, sanfter die Berührungen, umso klarer die Information an die Muskeln.
- Die Vernetzung beginnt mit der Körperhaltung. Erst wird Haltung so ausgerichtet, dass die Muskeln keine kompensatorischen Umwege mehr machen müssen. In der Ausgangshaltung für erfolgreiches New Faceforming behindert kein Knochen einen anderen, liegen alle Gelenke absolut frei. Durch diese Aufspannung werden die Muskeln des ganzen Körpers in Reaktionsbereitschaft gesetzt.
- Nach der Aufrichtung des Körpers wird der Kopf als Ganzes so ausgerichtet, dass die gesamte Kopfmuskulatur in Reaktionsbereitschaft ist.
- Zuerst werden die Muskelgruppen aktiviert, die für die Aufspannung und Zugspannung der Mimikmuskulatur zuständig sind: Nackenstern, Kronenpunkt, die Übergangsmuskeln zwischen der Gesichts- und Schädelmuskulatur um die Ohren, an den Schläfen, an der Stirn.

- Die Arbeit direkt an der Mimikmuskulatur – hängende Augenlider, hängende Mundwinkel, Oberlippenfältchen etc. – kommt zuletzt. Je besser die Grundlage, umso einfacher und erfolgreicher die Feinarbeit.
- Es ist egal, ob Sie die Fingerspitzen, ganze Finger oder die Hand auflegen, um die Impulse, sich nach hinten oben zu vernetzen, anstatt nach vorne unten zu hängen, an die Muskeln zu vermitteln. Es ist auch nicht wichtig, dass Sie die Muskelkreuzpunkte nun absolut millimetergenau treffen. Muskeln sind großzügig. Muskeln sind Schwerarbeiter. Sie warten nur darauf, für ihre Besitzerin, ihren Besitzer zu arbeiten.
- Es ist nicht egal, wie Sie Fingerspitzen, Finger oder Hand benutzen. Sobald die Haut eingedrückt, verschoben oder massiert wird, arbeiten Sie zu heftig. Oder umgekehrt formuliert: Sie können gar nicht zu zart arbeiten.
- Trainieren Sie anfangs vor dem Spiegel. Beobachten Sie die Wirkung im Spiegel. Das, was Sie sehen, wird das Resultat sein.
- Sieht Ihr Gesicht während des Trainings schön aus, perfekt.
- Sehen Sie im Spiegel eine Grimasse: Stopp, noch mal nachlesen, neu aufbauen.
- Wirft Ihr Gesicht während des Trainings Falten, die eigentlich nicht da sind oder nicht da sein sollten: Sie tun bestimmt zu viel. Mehr vom Guten bringt nichts. Entspannen, neu aufspannen, sanfter arbeiten.
- CANTIENICA® – New Faceforming umfasst viel mehr Grundübungen, die Ihre Muskulatur aus der Tiefe vernetzen, als das beim ursprünglichen Faceforming der Fall war. Der Grund dafür liegt in meiner Erfahrung, dass viele Leser und Leserinnen an der Haut herumzogen und -zurrten, bis mehr Falten vorhanden waren als vorher. Falls Sie zur unheilbaren »Ohne-Fleiß-kein-Preis«-Fraktion gehören, halten Sie sich an die Übungen für die Tiefenmuskulatur, und verzichten Sie auf das Handauflegen. Die Wirkung stellt sich vielleicht etwas langsamer ein, aber dafür sicher, schonend und garantiert verschönernd.

Wie oft und wie lange?

Mit drei Wochen intensiver Beschäftigung müssen Sie rechnen, bis sich die ersten Automatismen in Ihrer Haltung, Ihrer Kopfhaltung und Ihrer Gesichtsmuskulatur zeigen. Ob Sie alle Übungen am Stück absolvieren möchten oder Portionen am Morgen,

Mittag, Abend einplanen, ist vollkommen egal. Hauptsache, Sie tun es … Faceformer/innen berichten mir, dass sie schon nach drei Tagen spürten, wie sich die Muskelketten selbstständig anzogen, die Ohren gar nicht anders konnten als »spocken«. Andere berichten, Sie hätten drei Monate gebraucht, bis sie die Muskelaktivitäten wirklich spürten. Kommen die »Spätzünder« zu mir in die Praxis, stellt sich praktisch immer heraus, dass sie entweder die Haltung unterschätzten, die gute Haltung allein nicht aufbauen konnten, weil sie gar nicht mehr wahrnahmen, wie schief oder gestaucht sie sind, oder weil sie einfach zu grob arbeiteten.

Ich bin ein ungeduldiger Mensch und arbeite gern intensiv. Wenn ich etwas Neues entdecke, wiederhole ich es systematisch, mache es so lange zum Thema, bis es sitzt und im System verankert ist. Ich kann die Methode empfehlen. Machen Sie sich innerhalb der ersten drei Wochen eine Übung zum Tagesthema, pulsieren Sie mit dem Zungenbein an den Rachen, bis Sie Muskelkater an der Zunge haben. Sie werden die Zunge nicht mehr vergessen. Am schönen Sommertag im Liegestuhl können Sie die Wimpern von den Augen ziehen, bis Sie am Augenlid Muskelkater haben. Schon ist die Übung verankert.
Nach drei Wochen reicht es aus, wenn das »große« Programm zweimal pro Woche durchgeführt wird. Dazwischen, tja, das Dazwischen ist entscheidend: Machen Sie sich möglichst viele der Übungen zur Gewohnheit. Die Mehrzahl der Übungen können Sie jederzeit und überall durchführen:

- Aufspannatmungen
- Diagonalatmungen (Körper und Gesicht)
- Pulsieren mit dem Zungenende
- Zug und Gegenzug zwischen Lippen und Ohren
- Ohren zum Kronenpunkt pulsieren
- Zungenreisen im Mund
- »Zahnspange einziehen«
- Augenwinkel mit Goldfäden aufspannen
- Wimpern von den Augen wegziehen

Die Macht der Gewohnheit

Ziel ist, dass die Muskeln automatisch und ganz freiwillig nach hinten oben ziehen, anstatt einfach der Schwerkraft nachzugeben und nach vorne unten zu hängen. Ziel ist, dass Nackenstern und Kronenpunkt »freiwillig« oft und gern und intensiv pulsieren. Ziel ist, dass Ihre Muskeln

> Möchten Sie an Ihrer persönlichen Herausforderung arbeiten – Augen, Mund, Stirn? Nur zu. Wenn Sie behutsam und sanft arbeiten, gibt es kein Zuviel. Auf den letzten Seiten finden Sie die Grundschemen der Köpfe. Kopieren Sie die Seite oder schneiden Sie sie aus dem Buch aus, und zeichnen Sie Ihre wichtigen Übungen ein. So haben Sie ein Schema für unterwegs und müssen nicht immer das Buch mittragen.

sich selbst verjüngen und wie in der Kindheit und Jugend 24 Stunden am Tag aktiv sind.

Gewohnheit ist leider eine unglaubliche Macht. Die Chance, dass Sie zurückfallen in muskuläres Nichtstun, wenn Sie keine Unterhaltsarbeiten am Gesicht machen, ist groß. Kann auch mir passieren. Plötzlich »erwische« ich mich mit überkreuzten Beinen oder gerunzelter Stirn. 10 Minuten gezieltes New Faceforming holt mich sofort raus aus dem Muskeltief. Und mit den Jahren wird der gute Gebrauch des Körpers immer mehr zur Gewohnheit. Finden Sie für sich heraus, wie viel Wartungstraining Sie brauchen, und planen Sie diese Trainingseinheiten fest ein. Wäre doch schade, wenn die Intensivarbeit der ersten Wochen und Monate einfach für die Katz sind. Sollten Sie aufgrund von Lebenssituationen oder -ereignissen aus der Routine fallen, so fangen Sie einfach wieder von vorne an. Sie werden sehen und spüren, dass »Aufwärmen« sehr viel schneller geht, dass die Muskeln und Muskelketten nur darauf warten, wieder in Aktion zu kommen. Egal, ob Krankheit, Operation, Stress oder einfach nur Unlust die Ursache für die »Muskelpause« ist, einfach wieder anfangen. Wenn ich höre: »Ich war im Urlaub und machte halt nichts«, so muss ich aufpassen, dass ich nicht grantig reagiere, denn diese Ausrede verstehe ich nicht. Wann habe ich denn mehr Zeit und Muße, mich auf mich selbst zu besinnen und zu konzentrieren als im Urlaub? Gehören Sie auch zu denen, für die Urlaub vor allem »nichts müssen« bedeutet, nein, ich verstehe es nicht, so fangen Sie nach dem Urlaub wieder da an, wo Sie vor dem Urlaub aufhörten.

Damit die Arme nicht müde werden

Schnelle Ermüdung der Arme ist meist ein Zeichen dafür, dass die

Grundhaltung nicht stimmt. Dieses Kurzprogramm ist demnach für Ihre Haltung und für mehr reale Kraft in den Armen bestens geeignet. Dreimal pro Woche absolviert, streckt es die Silhouette, vernetzt und kräftigt es die gesamte Tiefenmuskulatur, verbessert es die Haltung, entspannt es Rücken und Schultern und – stärkt die Kraft in den Armen. Die Übungen bieten auch ein perfektes Büro-Workout für Computerarbeiter/innen.

Armhörnchen im Sitzen

Dehnt die Muskeln des Brustkorbes. Setzt die Schultern. Vernetzt und kräftigt die Armmuskulatur.
Vorne am Stuhlrand exakt auf den Sitzbeinhöckern ausrichten. Füße hüftweit und in leichter V-Stellung. Scham- und Steißbein nach unten und gleichzeitig den Kronenpunkt nach oben dehnen. Arme auf Schulterhöhe anheben, Ellbogen auseinander ziehen, den rechten nach rechts, den linken nach links. Muskeln der Oberarme ausdrehen, Schultern nach außen unten setzen, so löst sich die Gelenkkugel des Oberarmes aus dem Schulterdach.
Durch den rechten Sitzbeinhöcker einatmen, den Atem zur linken Schulter lenken und beim Ausatmen den linken Ellbogen noch mehr aus dem Körper ziehen. Vom linken Sitzbeinhöcker zur rechten Schulter atmen, den rechten Ellbogen ausziehen. 10-mal wiederholen.
Drehen Sie den Oberkörper aus dem Brustbein nach links, nach rechts, nach links, je 10-mal. Kopf und Becken bleiben stabil, es drehen sich ausschließlich die dafür vorgesehenen Brustwirbel.
Zurück in die Mitte. Ellbogen auseinander dehnen und mit den Spitzen der Ellbogen rückwärts Kreise

Die Disziplin lohnt sich

Ich stecke in der Vorbereitung zur Diplomausbildung CANTIENICA® – Faceforming. Das bedingt, dass ich gezielt und bewusst an meiner Aufspannung und mit den Muskelgruppen am Kopf und im Gesicht trainiere. Das bisschen Disziplin im Training lohnt sich, ich entdecke voll Freude, dass mein Hals glatter wird, dass sich meine Hamsterbäckchen deutlich straffen und dass sich meine Körperwahrnehmung verbessert.
Eine Freundin sagte vor kurzem zu mir: »Du strahlst, und deine Gesichtshaut ist klar. Du siehst so viel jünger aus.« – Das ist Motivation, dabeizubleiben. Ich habe eine schwere Zeit hinter mir. Und wie Benita Cantieni sagt und schreibt, braucht es Achtsamkeit, nicht in die alten, gewohnheitsmäßigen Fehlhaltungen zurückzufallen – auch für uns CANTIENICA®-Trainer und -Trainerinnen.

Karin Agomor, Jahrgang 1950, CANTIENICA®-Instruktorin in Regenstauf

zeichnen, rechts nach hinten, links nach hinten. Achtung: Die gerade Achse Arme-Schulter bleibt, die Drehung kommt wieder aus der Brustwirbelsäule.

Bizepsschraube bewegt

Dreidimensionale Kraft und Entlastung der Gelenke dank Vernetzung der gesamten Arm-Schulter-Muskulatur. Extrakick für den Bizeps.

Aufrecht sitzen. Arme vor den Körper und exakt auf Schulterhöhe anwinkeln. Verschrauben, indem der kleine Finger versucht, den Daumen zu »fangen«. In der bestmöglichen Eindrehung bleiben und von hier aus noch mehr verschrauben: Kleinfinger will's und will's nicht lassen und versucht, den Daumen zu treffen. Diese Pulse oder Impulse haben wiederum ungefähr den Rhythmus Ihres Herzschlags. 20-mal wiederholen. Weiter pulsieren, die Arme seitlich öffnen und wieder schließen. 3-mal.

Armhörnchen nach hinten

Hier wird der Trizeps mit der Armmuskulatur vernetzt und gekräftigt. Der obere Rücken wird gedehnt. Die Nackenmuskeln können entspannen.

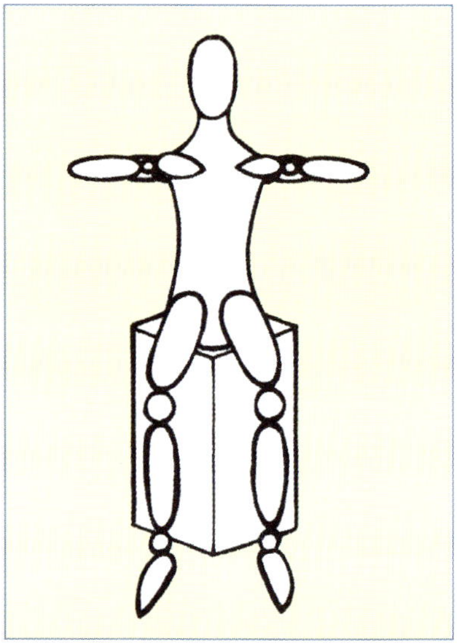

Armhörnchen im Sitzen: entspannt die Schultern, kräftigt die Armmuskeln.

Falls die Aufspannung im Sitzen verloren ging, einfach wieder aufbauen: Scham- und Steißbein nach unten, den Kronenpunkt in die Gegenrichtung dehnen, Schultern nach außen unten fließen lassen.

Arme seitlich am Körper anwinkeln und verschrauben, wie Sie es bereits kennen: Der Kleinfinger will zum Daumen. Diese Grundspannung halten. Den Oberkörper pfeilgerade vorbeugen, die Ellbogen lang, lang, lang und

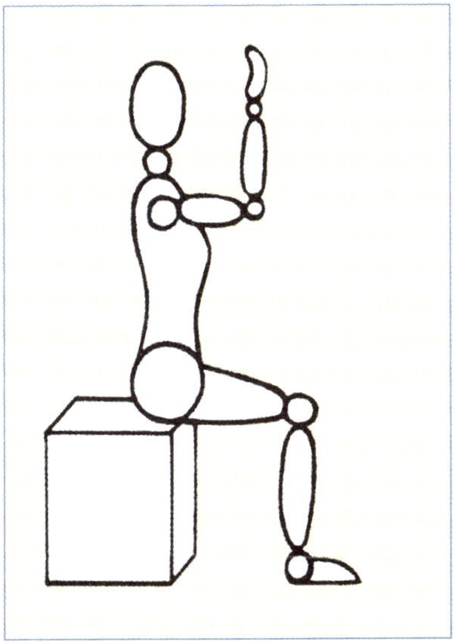

Bizepsschraube bewegt: schlanke Kraft für den gesamten Oberkörper.

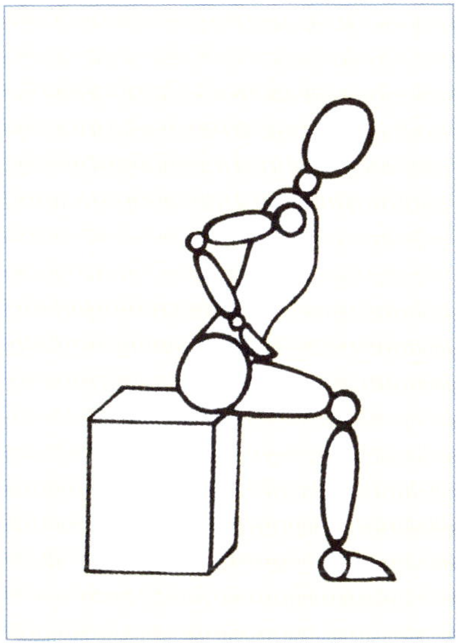

Armhörnchen nach hinten strafft den Trizeps, damit der Oberarm schön bleibt.

nach hinten oben Richtung Decke ziehen. Achtung: Die Schultern nicht hochziehen und nicht eindrehen, sonst ist die ganze Anstrengung umsonst.

Konzentrieren Sie sich auf die Außenrotation der Oberarmmuskeln, so können Sie sich sicher sein, dass die Schönmachmuskeln arbeiten – inklusive des kleinen Brustmuskels, der die weibliche Brust anhebt und straff hält! Lassen sich die Ellbogen in der perfekten Aufspannung nicht mehr höher dehnen: Ab hier pulsieren, der Kleinfinger der rechten Hand dreht sich noch etwas mehr ein, der rechte Ellbogen stupst noch ein Spurenelement höher, der linke Kleinfinger drängt zum Daumen, der linke Ellbogen zieht sich noch ein kleines bisschen lang und hoch. Auf jeder Seite 22-mal wiederholen.
Sie können Ihre Ellbogen problemlos noch höher ziehen? Wahrscheinlich haben Sie die Schultern ausgekugelt oder den Rücken rund und den Hals

kurz gemacht. Zurück an den Anfang und die Position so aufbauen, dass der Hals lang bleibt, der Busen, die Brust sich hebt, der Rücken lang und aufgespannt ist – und sich auch so anfühlt.

Arme nach hinten gestreckt

Diese Übung vernetzt und trainiert alle Gelenke an Schultern und Armen, alle Muskeln an Schultern und Armen – plus die »Busen schön haltende« Brustmuskulatur. Mehr Raum im Brustkorb bedeutet auch mehr Atem für die Lungen.

Die Haltung entweder direkt aus »Armhörnchen nach hinten« übernehmen oder die Grundposition wieder schön aufbauen. Oberkörper pfeilgerade vorbeugen. Am linken Sitzbeinhöcker ein- und an der rechten Schulter ausatmen. Gegengleich wiederholen, am rechten Sitzbeinhöcker ein- und an der linken Schulter ausatmen. Je 3-mal.

Arme nach hinten strecken. Nun bekommt der Daumen Revanche und versucht seinerseits, den Kleinfinger zu treffen. Geht natürlich nicht, es kommt auf die anatomisch optimale Verschraubung an.

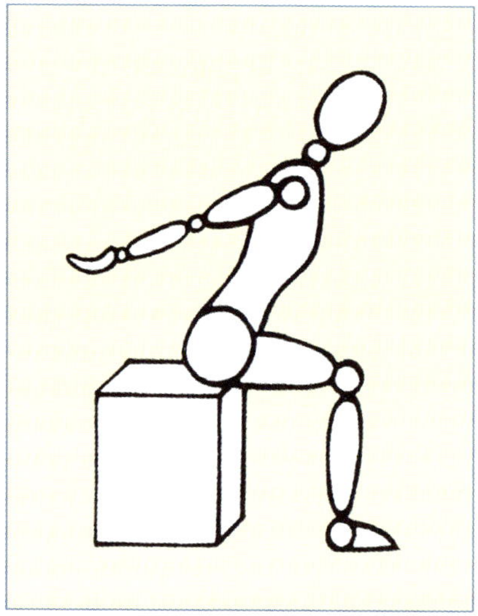

Öffnet den Brustkorb, entspannt die Schultern und strafft die Arme.

Stellen Sie sich vor, am Mittelfinger ziehe ein Marionettenspieler. Er zieht und zieht und Ihre Arme werden immer länger, Ihre Schultern immer leichter, Ihr Bauch – jawohl, Ihr Bauch – immer gedehnter. Ist der Arm zur vollen Länge ausgezogen und ausgedreht, pulsieren Sie mit den Armen Richtung Decke. Geht das gerade mal ein bis drei Zentimeter, ist das ein Indiz dafür, dass Sie wunderbar arbeiten.

Können Sie mit den Armen in der Luft herumhebeln, Sie ahnen es: Zurück an den Anfang, der Aufbau, d. h. die

Aufspannung, stimmt nicht. 22-mal die Arme nach oben pulsieren. Entspannen, Arme und Hände lockern, ausschütteln, was immer Ihnen gefällt. Körper aufrichten.

Wonderbra

Präzision im Aufbau der Übung vorausgesetzt, hebt Wonderbra den Brustkorb samt Busen sichtbar an, öffnet die Atemwege und entlastet die Schultern.

Grundposition aufbauen: Füße, Knie hüftweit, Füße leicht in V-Stellung. Knie nach vorne dehnen, Sitzbeinhöcker gleichzeitig nach hinten. Becken und Brustkorb aufrichten und in diese Aufrichtung entspannen. Wirbelsäule aufspannen, Kronenpunkt zur Decke dehnen. Den rechten Arm auf Schulterhöhe horizontal anwinkeln, den linken Arm seitlich, sodass die Handgelenke aneinander liegen. Schultern nach außen unten setzen. Nun schiebt das rechte Handgelenk von innen gegen das linke, das linke Handgelenk schiebt zurück.
Machen Sie daraus einen rhythmischen, kraftvollen isometrischen Puls. 20-mal wiederholen. Armstellung wechseln, ebenfalls 20-mal pulsieren.

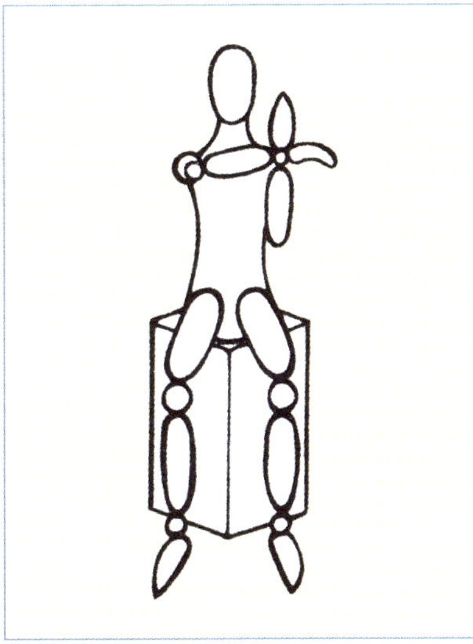

Wonderbra: eine Übung, die den Busen sichtbar anhebt.

Brustwirbeltwist mit Schulterhörnchen

Entlastung der Schultern, Kraft für die Armmuskeln und Beweglichkeit für die Brustwirbelsäule erarbeiten Sie mit diesem Brustwirbeltwist. Diese Beweglichkeit in der oberen Wirbelsäule ist ein Garant gegen Buckelbildung im Alter!

Grundposition im Sitzen wieder aufbauen: Kronenpunkt nach oben, Scham- und Steißbein nach unten dehnen. Mit Diagonalatmung stabilisieren. Arme anheben, Ellbogen auseinander dehnen und die Hände locker auf die

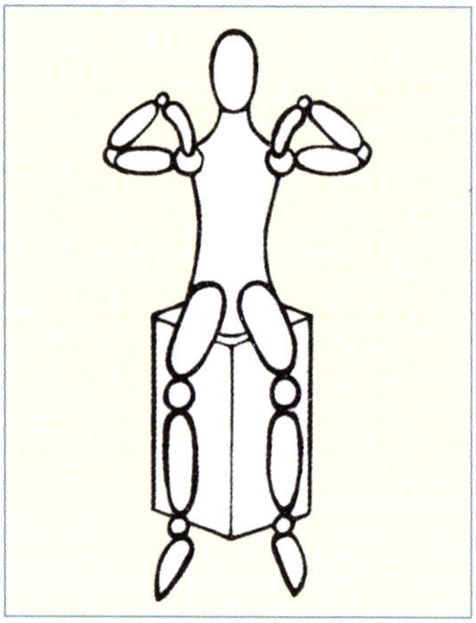

Halten Sie die Brustwirbelsäule geschmeidig, sie dankt es mit Schönheit.

Schultern fallen lassen. Schultern nach außen unten setzen, in der Vorstellung die Muskeln der Oberarme noch mehr ausdrehen. Geht kaum, zieht indes die Gelenkteile der Schultern schön auseinander. Oberkörper mit aufgespannter Wirbelsäule vorbeugen. Aus der Brustwirbelsäule nach links drehen, nach rechts, nach links, nach rechts. Das Kinn und der Kopf bewegen sich nicht, auch nicht das Becken. Jede Seite 12-mal wiederholen.

Anhalten. Ellbogen auseinander dehnen und mit den Ellbogen sanfte Kreise ziehen: Der rechte Ellbogen zieht nach hinten unten, der linke, der rechte, der linke. 22-mal wiederholen. Die Kreise sind klein, die Bewegung kommt aus der Brustwirbelsäule. Je beweglicher und geschmeidiger die Brustwirbelsäule ist, umso leichter und kräftiger werden Ihre Arme.

Hände hinter Kopf im Steilhang

Entlastung für Rücken, Schultern, Kopfgelenke. Dehnt die gesamte Muskulatur am Schultergürtel und an den Armen. Entlastet auch die Handgelenke.

Grundposition aufbauen, schön aufspannen. Hände verschränken und an den Hinterkopf legen. Die Ellbogen seitlich auseinander ziehen, bis die Arme auf einer Achse mit den Schultern stehen. Die Schultern nach außen unten setzen. Ja, ich weiß, das ist leichter geschrieben als getan, versuchen Sie es, bis es klappt. Die Übung ist es wert. Muskeln der Oberarme ausdrehen. Nun mit den Händen sanft den Kopf vom Nacken ziehen. Der Mund ist leicht geöffnet, die Zungenenden liegen am Gaumen. Pulsieren Sie 12-mal gleichzeitig mit der Zunge an den Gaumen und mit den Lippen von den Zähnen weg.

Spannung halten und aus der Brustwirbelsäule abwechselnd nach links und nach rechts ausdrehen, je 12-mal wiederholen.

Kopfunter

Entspannungsdehnung für die Wirbelsäule. Schafft Raum für die Wirbelkörper, Bandscheiben und Nerven. Entlastet die Lendenwirbel. Dehnt die Kniesehnen.

Aus der sitzenden Position: Kopf nach vorne unten hängen lassen, Arme hängen ebenfalls entspannt, Sitzbeinhöcker mit der Kraft aus dem Levator Ani von der Sitzfläche heben und zur Decke strecken.

Aus dem Stand: Arme locker zur Decke strecken, mit leicht gebeugten Knien vom Kronenpunkt her nach vorne unten einrunden. Kopf samt Kronenpunkt hängen lassen. Etwas tiefer in die Knie und dann die Sitzbeinhöcker kraftvoll zur Decke dehnen. Ein leichtes Ziepen um die Sitzbeinhöcker herum ist ein sehr gutes Zeichen. Lassen Sie alle Wirbel Richtung Kopf tropfen. Stellen Sie sich vor, wie Sie zwischen den Wirbeln Raum schaffen für die Bandscheiben, wie Sie sich von den autochthonen Rückenmuskeln dehnen lassen. Noch etwas tiefer in die Knie, den rechten Sitzbeinhöcker zur Decke dehnen, dann den linken und wieder den rechten – bis Ihr Hosenboden brennt. Wenigstens 11-mal wiederholen. Zum Aufrichten tief in die Knie gehen, am Kronenpunkt ziehen und mit aufgespanntem Rücken hochkommen.

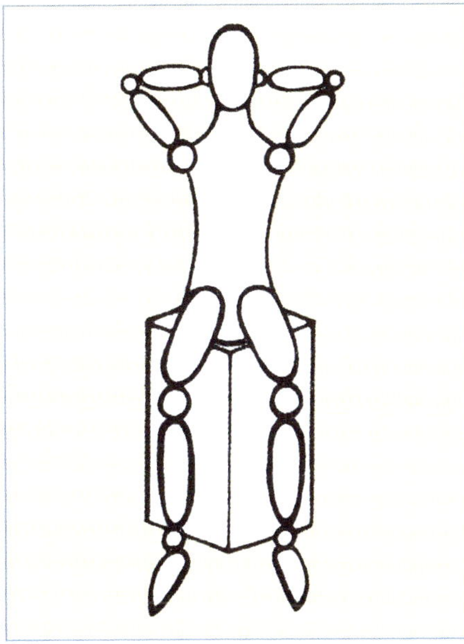

Für einen schönen, langen Nacken und wohlgeformte, bewegliche Schultern.

Brustturm

Setzt die Schultern an die Stelle, an die sie gehören. Befreit das Schulterdach vom Dauerdruck des Oberarmes. Dehnt die Muskulatur an Armen, Hals, Nacken, Schulter.

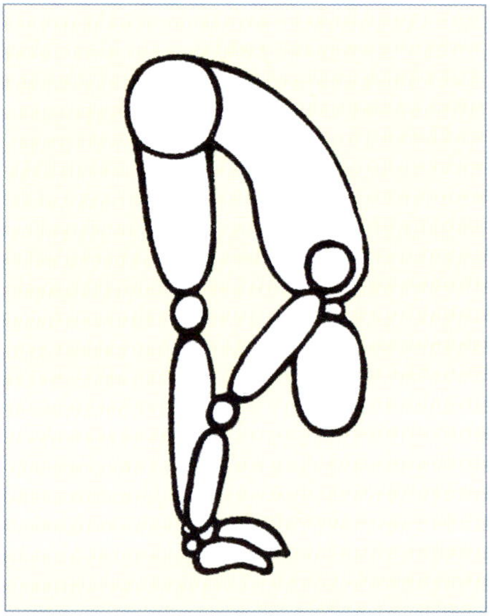

Entspannt und schafft Raum zwischen den Wirbeln: Kopfunter.

Im Sitzen: Grundposition sauber aufbauen.

Im Stehen: Füße hüftweit und in leichter V-Stellung. Großzehengrundgelenk und Mitte Ferse schweben auf dem Boden. Knie entspannt.
Sitzbeinhöcker Richtung Boden dehnen, den Kronenpunkt zur Decke dehnen. Den Brustkorb vom Becken wegziehen, Bauchnabel zum Brustbein denken, ohne die Haltung des Beckens zu verändern. Am linken Sitzbeinhöcker ein- und an der rechten Schulter ausatmen. Vom rechten Sitzbeinhöcker zur linken Schulter atmen. Je 3-mal und bei jedem Ausatmen noch größer und länger werden.
Hände verschränken und ausdrehen, Arme nach vorne ausstrecken. Handflächen nach vorne dehnen und gleichzeitig die Schultern nach außen unten setzen. 3-mal wiederholen. Diese Position halten für die nächste Dehnung.

Hochturm

Wie beim Brustturm: Setzt die Schultern an die Stelle, an die sie gehören. Befreit das Schulterdach vom Dauerdruck des Oberarmes. Dehnt die Muskulatur an Armen, Hals, Nacken, Schulter. Sorgfältig gemacht, zieht die Dehnung durch den gesamten Rücken und den Bauch von unten nach oben.

Die Arme direkt aus dem Brustturm langsam über den Kopf anheben, bis sie neben den Ohren stehen. Nun die Arme neben den Ohren einmal durchstrecken, Handflächen zur Decke dehnen und gleichzeitig die Schultern nach außen unten setzen, als säßen Papageien auf Ihren Schultern. 5-mal wiederholen. Arme senken, Hände lösen, entspannen.

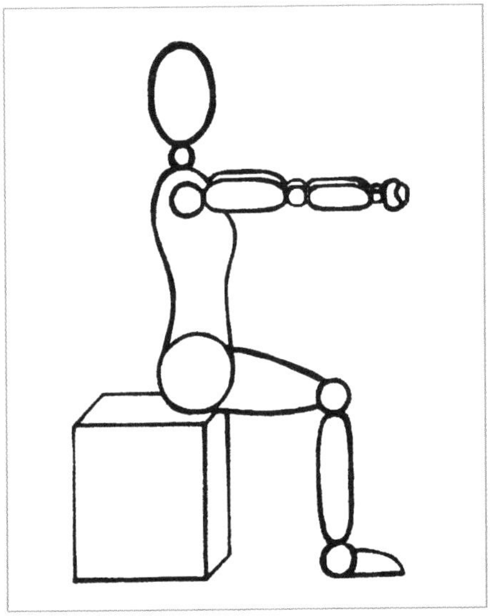

Der Brustturm dehnt den oberen Rücken und setzt die Schultern anatomisch richtig.

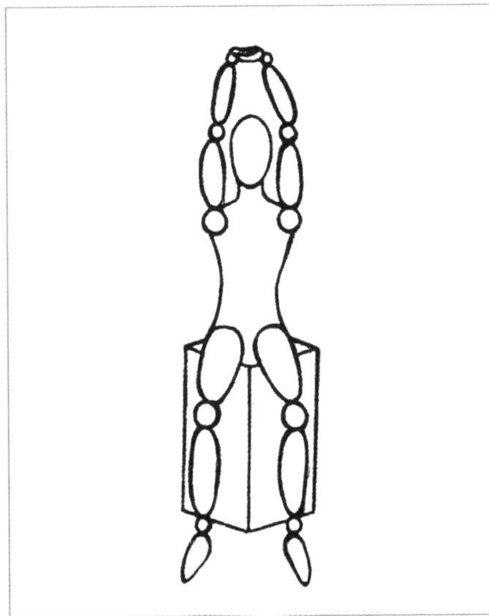

Der Hochturm holt den Kopf aus den Schultern und formt die Schultern schön.

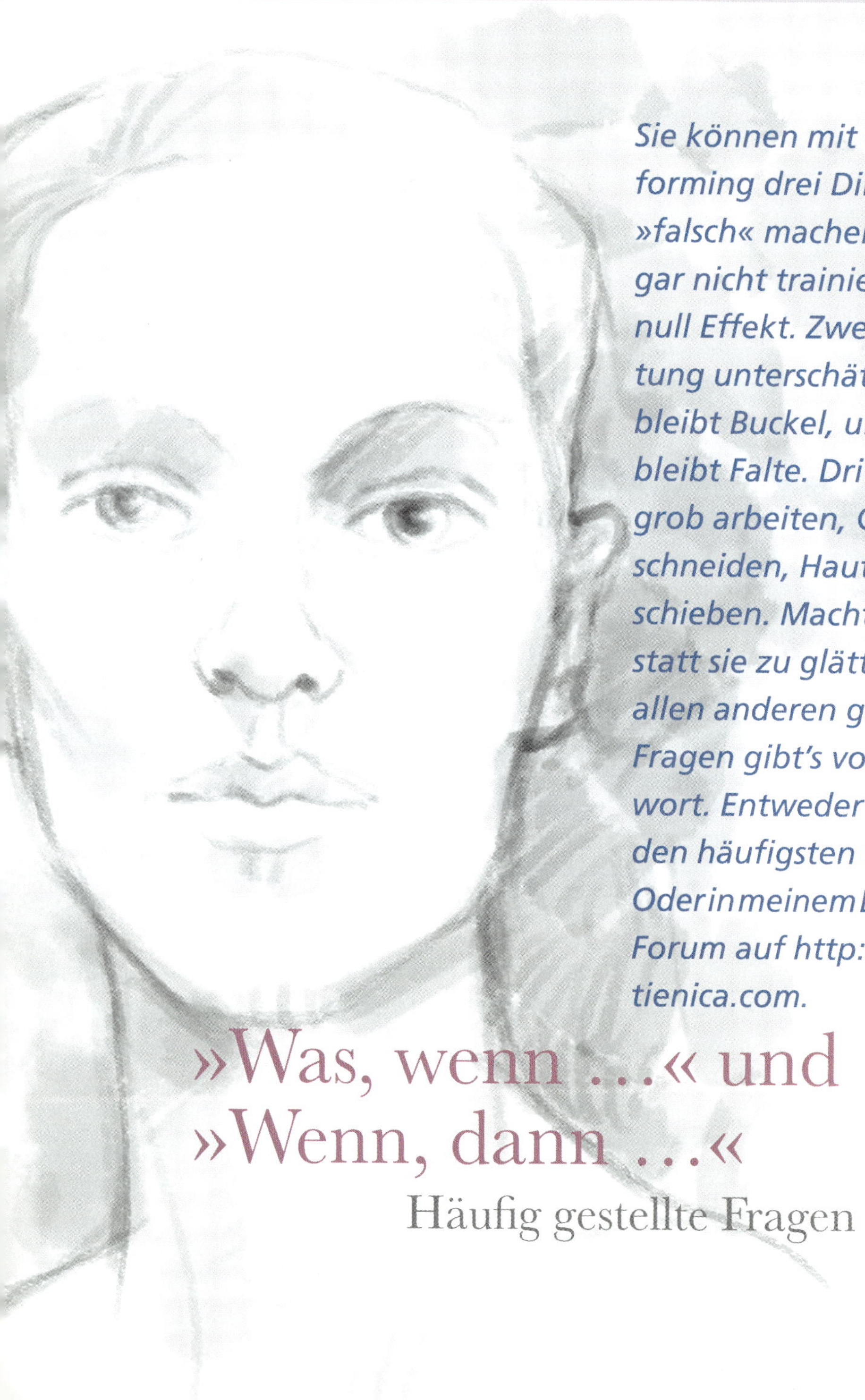

Sie können mit New Faceforming drei Dinge »falsch« machen: Erstens: gar nicht trainieren. Hat null Effekt. Zweitens: Haltung unterschätzen. Buckel bleibt Buckel, und Falte bleibt Falte. Drittens: zu grob arbeiten, Grimassen schneiden, Haut herumschieben. Macht Falten, statt sie zu glätten. Zu allen anderen gezielten Fragen gibt's von mir Antwort. Entweder hier bei den häufigsten Fragen. Oder in meinem Leser/innen-Forum auf http://www.cantienica.com.

»Was, wenn …« und »Wenn, dann …«

Häufig gestellte Fragen

Was ist besser: Fingerspitzen, die ganzen Finger oder die Hand auflegen?

Es ist egal. Wichtig ist, dass Sie sanft arbeiten. Im Haar und am Haaransatz können Sie fester zugreifen, da ist die Haut robuster und weniger nachtragend als die Mimikmuskulatur im Gesicht. Beobachten Sie sich im Spiegel. Die Impulse der Finger an die Muskeln sind so zart, dass sich die Haut darunter weder verzieht noch eindellt. Wir geben durch die Haut, durch das darunter liegende Gewebe Informationen an die Muskeln weiter. – Vom Verziehen wird keine Haut glatt, im Gegenteil. CANTIENICA® – New Faceforming ist auch keine Massage, also bitte mit den Fingern nicht kreisen und nicht kneten, einfach nur die Richtung vorgeben, in die der natürliche Muskelzug gehen soll.

Ich habe nach dem Faceforming-Training Abdrücke im Gesicht. Vor allem unter den Augen. Was mache ich falsch?

Im »alten« Faceforming gab es eine Übung, bei der die Finger hauchzart auf das Unterlid gelegt wurden. Sie waren nicht die Einzige, die ihre Finger so stark aufsetzte, dass Abdrücke zurückblieben. So war das zwar nicht gemeint, ich habe trotzdem weitergeforscht und Lösungen gesucht, die ohne Fingerauflegen auskommen. Sie finden diese neuen Übungen im Kapitel »Feinarbeit an der Augenpartie«. In der verfeinerten und raffinierten Form des New Faceforming legen Sie gar keine Finger mehr auf das Unterlid.

Kann ich meine Lieblingsübungen aus dem alten Faceforming-Buch immer noch anwenden?

Ja, selbstverständlich. Und natürlich vorausgesetzt, Sie arbeiten ultrasanft. Kombiniert mit den neuen Übungen zur Vernetzung der Tiefenmuskulatur des ganzen Kopfes werden die alten Übungen auch effizienter und intensiver. Sie können nach Lust und Laune kombinieren und verknüpfen.

Ich bin ein zupackender Mensch, dieses zarte Gefitzel im Gesicht macht mich ganz nervös. Ein bisschen Druck kann doch nicht schaden …?

Doch. Es kann schaden. Und zwar der Haut, die Sie doch just straffen möchten. Und die Muskeln haben auch nichts davon, wenn Sie im Sinne einer Massage zupacken. Sie möchten die Muskeln dazu bringen, die Arbeit perfekt zu tun, die für sie im Bauplan vorgesehen ist. Das funktioniert durch die zarten Impulse. Verziehen, mechanisches Dehnen – das macht der Schönheitschirurg. Halten Sie drei Wochen durch, sobald die Muskeln vernetzt und aktiv sind, werden die Bewegungen größer und von außen sichtbar. Sie können zusehen, wie sich ganz ohne Zutun mit Fingern oder Händen die ganzen Wangen anheben, wie die Ohren wackeln, wie der Haaransatz »flieht«. Das wird Sie für die Geduld mit sich selbst entschädigen.

Ich habe ein Buch einer amerikanischen Autorin, die Gesichtsgymnastik empfiehlt, die sehr anders ist als Ihre. Da darf ich »Grimassen schneiden«. Kann ich Faceforming mit Gesichtsgymnastik kombinieren?

Sie können natürlich machen, was Sie wollen. Grimassenschneiden ist ein vollkommen anderes Konzept. Da werden Muskeln isoliert und lokal aufgebaut, wie beim Hanteltraining für die Körpermuskulatur. Im CANTIENICA® – New Faceforming wird das gesamte Korsett der Tiefenmuskulatur vernetzt und gedehnt, im Sinne von Straffung. Die Falten im Gesicht rühren vor allem daher, dass Muskeln nach vorne unten hängen, die genauso gut nach hinten oben ziehen können. Diese schwimmenden Muskeln reagieren auf Dehnung und Straffung durch Vernetzung ganz anders als durch gymnastischen Gebrauch.
Beispiel: Wer die Mundwinkel zu den Ohren zieht, plustert damit zwar die Wangenmuskeln auf, vertieft aber auch die Nasolabialfalten. Wer die Augen aufreißt, um die Muskeln um das Auge dicker zu machen, zieht meistens die Brauen nach oben, auf Kosten der Stirn, die dadurch in Falten gelegt wird.
In meiner Methode gibt es zwei Grundsätze, die für Sie nützlich sein können. Erstens: Es geht nie etwas auf Kosten von etwas anderem. Wenn die Stirn sich in Falten legen muss, hat die Übung für die Augen keinen Nutzen. Der zweite Grundsatz: Nur was schön aussieht, während Sie es machen, kann Sie dauerhaft schöner machen. Das gilt für die Bauchmuskeln genauso wie für die Gesichtsmuskeln. Sie können sich auf diese Kontrolle absolut verlassen.

Woher weiß ich, ob ich es richtig mache?

Diese Frage schließt nahtlos an die vorangegangene an. Sie machen es richtig, wenn Ihr Spiegelbild zeigt, was Sie sehen möchten. Und wenn es sich gut anfühlt. Und wenn der Effekt bleibt, nachdem Sie die Übung beendet haben.

Ist New Faceforming auch nützlich bei Muskelatrophien oder Fazialparesen (in meinem Fall nach einer Borreliose-Infektion)?

Ja, ein ganz klares Ja. Die Erfolge bei Muskelschwund und/oder Teillähmungen im Gesicht sind enorm. Auch nach Schlaganfällen kann New Faceforming helfen, die lädierten Nerven zu regenerieren und das Muskelwissen wieder zu wecken. Ein zusätzlicher Trick, der hilft: Arbeiten Sie überkreuz. Das heißt: Ist die Lähmung an der linken Wange, legen Sie die rechte Hand auf die linke, die linke Hand auf die rechte Wange und übertragen so hemisphärengerecht die Informationen von der gesunden auf die erkrankte Seite.
Es hilft auch, wenn Sie – bitte nicht lachen – mit den Muskeln sprechen.

Köstliche Kopfatmungen

CANTIENICA® – New Faceforming ist leichter zu erlernen als das ursprüngliche Faceforming. Die starre Fingerhaltung über den Muskelkreuzpunkten entfällt. Die Aufdehnung des Kopfes durch die köstlichen Kopfatmungen ist sofort für alle meine Klientinnen und Klienten spürbar. Der Zugang zu den filigranen Muskeln im Kopfinneren ist viel direkter und einfacher. Die Vernetzung der Muskulatur hat nun etwas Spielerisches. Die Arbeit mit der Zunge ist zwar Schwerstarbeit, aber auch lustig, die Menschen haben nun am Weg Spaß – und am Resultat Freude: sofort ein frisches Gesicht voll Ausstrahlung und Spannkraft.

Luise Reggentin, Jahrgang 1962, CANTIENICA®-Studio Köln

Ermutigen Sie die gelähmte Seite, von der gesunden Seite zu lernen, und bitten Sie die gesunde Seite, ihr Wissen an die gelähmte weiterzugeben. Ich habe keine wissenschaftliche Erklärung, weshalb es funktioniert, es funktioniert indes unglaublich schnell, nachhaltig und gut. Ich durfte schon wahre Wunder erleben. (Natürlich würde ich das gerne erforschen. Doch finden Sie in der heutigen Zeit Forschungsgeld für Prävention, die ohne Gerät und ohne Pharmazeutika auskommt. Das ist praktisch unmöglich. Will und kann mir jemand das Gegenteil beweisen, ist er oder sie mir herzlichst willkommen: Benita.Cantieni@cantienica.com.)

Ich finde die Muskelpunkte in meinem Gesicht nicht …

Umgekehrt: Sie können die Muskelpunkte gar »nicht nicht« finden, es sind so viele. Fingerspitzen oder Handseiten auflegen und pulsieren. Sobald sich die Muskeln regen, ziehen sie Ihre Finger wie ein Magnet an. Nur Mut. Ich kann Ihnen leider keine Schablone bieten, denn jedes Gesicht ist einmalig.

Ich habe den Eindruck und auch das Feedback von meiner Familie, dass CANTIENICA® – New Faceforming auch die Stimme verändert. Einbildung oder Wahrheit?

Wahrheit. Erstens legt die Aufrichtung der Haltung die Muskeln des Halses und der Stimmbänder frei. Sie können entspannen. Trägt sich der Kopf selber, so fällt der Druck nach unten weg. Durch die Veränderung der Haltung und den Gebrauch der Tiefenmuskulatur aus dem Becken vergrößert sich der Resonanzkörper. Auch die Atmungen sorgen dafür, dass Ihre Stimme mehr Raum und Fülle bekommt. Siehe auch Testimonials von Christina Bieler.

Ich finde Faceforming für die Schultern sehr anstrengend. Was kann ich tun?

Wirklich nur mit den Händen und den Armen arbeiten, ohne Schultern, denn die haben bei dieser Arbeit nichts zu suchen. Wenn die Übungen und Anleitungen für die Grundhaltung in den ersten Kapiteln nicht ausreichen, finden Sie im Kapitel 11 gezielte Übungen zur Unterscheidung von Schultern und Armen. Sie gewinnen Kraft in den Muskeln, auf die es ankommt, um die Arme entspannt anzuheben. Wechseln Sie ab zwischen Trainieren im Liegen und im Sitzen.

Mir fehlt die Geduld für diese Arbeit, und vielleicht ist es für mich auch schon zu spät, ich habe Tränensäcke, Nasolabialfalten und Hängebäckchen. Ich habe mich zur Schönheitschirurgie entschlossen. Kann ich mit Ihren Übungen verhindern, dass ich nach dem Lifting taube Stellen habe?

Ist die Muskulatur unter der Haut fit und straff, so wird der Plastische Chirurg darauf verzichten, Muskeln zu

zerschneiden und straff zu ziehen. Das Resultat wird natürlicher und schöner. Und ja, je sanfter das Lifting, desto geringer die Gefahr von verletzten Nerven und daraus resultierenden tauben Stellen.
Machen Sie nach der OP weiter mit CANTIENICA® – New Faceforming, so beschleunigt sich der Heilungsprozess und das Resultat ist dauerhaft. – Was nun bitte nicht heißen soll, dass ich Schönheitschirurgie empfehle! Ich empfehle »wenn schon, denn schon« die Kombination mit New Faceforming.

Ich habe extreme Schlupflider, die ich operativ entfernen lassen möchte. Haben Sie dagegen Einwände?

Suchen Sie sich den Besten seines Fachs, ich bekomme immer mal wieder verpfuschte Lidkorrekturen zu Gesicht. Und auch für Sie gilt: Trainieren Sie die Augenmuskulatur vor dem operativen Eingriff, dann wird das Resultat schöner. Muskelerschlaffung hat immer mit »erschlaffter Selbstwahrnehmung« zu tun.
Eine aktive Selbstwahrnehmung wird verhindern, dass die Augenlider nach der Operation wieder hängen. Und

Gesichtslähmung behoben

Nach einer Borreliose-Infektion vor 15 Jahren blieb in meinem Gesicht eine leichte periphere Fazialparese. Alle äußeren Gesichtsmuskeln funktionierten zwar irgendwie, die Nerven und Muskeln hatten über die Jahre ihren eigenen Weg gebahnt. Alles war »normal« im Gesicht, aber nichts war für mich synchron. Die rechte Gesichtsmuskulatur verspannte sich, und eine ausgeprägte Nasolabialfalte zog nach unten rechts. Das rechte Auge war meist kleiner als das linke. Der Kopf kippte leicht nach rechts, das Kinn war rechtsseitig verspannt, die unteren Zähne hatten sich nach rechts vorne verschoben.
Im Rahmen meiner Ausbildung zur CANTIENICA®-Trainerin und Aufrichtung meiner 1,96 Meter heute gemessenen Körperlänge (zu Beginn waren es 1,94 Meter!) machte ich mich auch an das Training der tiefen und feinen Gesichtsmuskulatur. Anfängliche Unsicherheit und Zweifel, ob sich nach so langer Zeit noch etwas korrigieren lässt, verzogen sich schnell, als Benita Cantienis feine Finger mich berührten und ein Juchzen von Benita Cantieni bekundete: »Ja, ich glaub es funktioniert!«
Der Kopf, der bisher über die Halsmuskulatur getragen wurde, musste lernen, sich selbst zu tragen. Vorher passte das Bild eines Schwans mit zu steilem, nach vorne gerichtetem Hals zu meiner Kopfhaltung. Die permanent zu niedrigen Türrahmen taten ihr Übriges für die »in Schieflage geratene Schwanenhaltung«.
Aber das Genialste erahnte ich erst nach einiger Zeit: Ganz hinten am Gaumenbogen, vom Gaumenzäpfchen rechts weg in »V«-Form, war ein »V«-Muskelflügel schwierig zu aktivieren.
Ich erkannte, dass dieser Muskel der Schlüssel

zum dauerhaften Erfolg sein würde. Die intensive Suche in allen Anatomiebüchern, die im Studio in Zürich zur Verfügung standen, ergab, dass es sich um den Levator levi palatini handelt. Die von Benita Cantieni exklusiv für mich »erfundene« Kopfatmung vom Gaumenzäpfchen nach rechts zum hinteren Ohrmuskelpunkt bewirkte das Wunder: Der rechte »V«-Muskelflügel reagierte! Die Muskeln und Nerven erwachten wieder, jede Aktivierung wurde dankbar von den »vergrabenen« Muskeln angenommen. Eine zurückgewonnene Hautsensibilität rechts, besseres Hören und Sehen schenkten mir ein neues Lebensgefühl. Der Kronenpunkt schwebt nun in fast zwei Metern Höhe über alle anderen Köpfe hinweg. Beschwingt kontrolliere ich mich täglich in den Spiegeln der Münchner U-Bahn, ob es auch stimmt und keine Einbildung ist. Der Kopf ist leicht aufgesetzt, das Doppelkinn weg, das Gesicht gleichmäßig geformt, die Ausprägung der Nasolabialfalten reduziert. Und ich betrete schwebend und lächelnd die einfahrende U-Bahn – und schließe gleich ein paar Aufspannatmungen für den Kopf an.

Birgit Schroeder, Jahrgang 1967,
Dipl. Betriebswirtin und CANTIENICA®-Instruktorin, München,
www.cantienica-in-muenchen.de

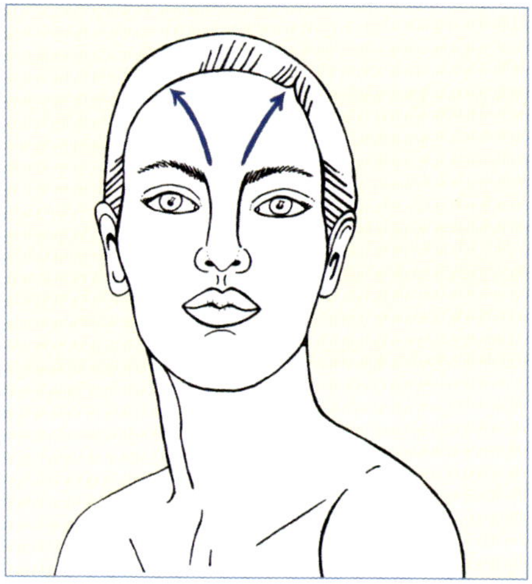

Leichter gesagt als getan: die Brauen anheben und die Stirn entspannt lassen.

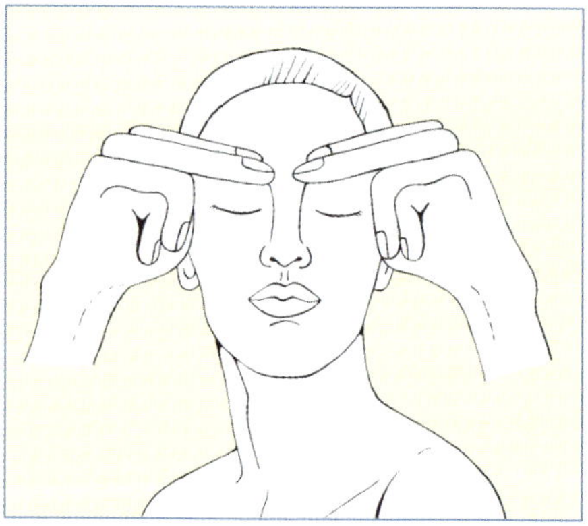

Unterstützende Fingerarbeit beim Brauenheben: Zeigefinger sanft auflegen.

beobachten Sie, was Sie mit Ihrer Stirn machen. Ich kenne mehrere Frauen, die leierten ihre Oberlider dadurch aus, dass sie dauernd die Stirn hochzogen. Das taten sie auch nach der Lidkorrektur noch, die Gewohnheit wurde mit der Operation ja nicht entfernt, mit dem Resultat, dass die Lider nach zwei Jahren genauso hingen wie vor dem chirurgischen Eingriff.

Was halten Sie von Botox?

Nicht viel. Zwei Antworten hierzu:
Antwort 1: Eine Bekannte ließ sich viele Jahre Botox in die Stirn spritzen, sie war eine Trendsetterin. Nach fast 20 Jahren brachten die Spritzen nichts mehr, die Haut hing wie ein leerer Beutel zwischen den Brauen über der Nase. Ihr »Botoxier« überredete sie zu einer Operation, der Stirnrunzlermuskel wurde wegoperiert. Nun bildete sich in der Mitte der Stirn ein Loch. Nicht nur das. Die Bekannte hat seit der Operation schwerste Rückenprobleme, und sie wird fuchsteufelswild, wenn ich ihr erklären möchte, dass und wie das eine mit dem anderen zusammenhängt.

Antwort 2: Wenn sich die Zornesfalte bei jungen Frauen schon tief eingeprägt hat, so ist eine Kombination Botox und New Faceforming durchaus machbar: Trainieren, Botox spritzen, eisern weitertrainieren, und wenn sich die Wirkung des Nervengiftes verflüchtigt, hat der Muskel vergessen, was er »früher« machte. Funktioniert in der Kombination, und nur einmal …

Gegen schiefe Zähne und falsche Töne

In meiner Praxis wende ich CANTIENICA® – Faceforming hauptsächlich zur Therapie von gesundheitlichen Problemen an. Durch das Aktivieren von – oftmals bis dato nicht gespürten – Muskeln im Gesichts- und Kopfbereich konnten meine Patienten z.B. Zähneknirschen und Bissprobleme lindern oder sogar beheben.
Als ehemaliger Spangenträger war auch für mich die bemerkenswerteste Auswirkung des CANTIENICA® – Faceforming die Veränderung meines Bisses. Ähnlich dem Verschiebungsdruck einer Zahnspange spürte ich schon während der Übungen eine neue Aufspannung im Mundinnen- und Kieferbereich.
Zudem sind durch das Training meine früher oftmals auftretenden Stimmprobleme (schnelle Heiserkeit) verschwunden. Und: CANTIENICA® – Faceforming in Verbindung mit der Atmung setze ich als Chorleiter mittlerweile auch zur Stimmbildung ein!

Karlheinz Grübel, Jahrgang 1970, Physiotherapeut & CANTIENICA®-Studio Lindau

Zornesfalte verschwindet

Ich wurde schon nach der ersten Lektion darauf angesprochen, was ich gemacht hätte, ich sähe so entspannt aus …
Die Zornesfalten haben sich sehr gemildert. Mein Gesicht sieht insgesamt frischer und wacher aus. Ich möchte CANTIENICA® – Faceforming nicht mehr missen und wende bestimmte Übungen täglich an.

Irene Walder, Jahrgang 1958, aus Raat (CH), trainiert bei Yvonne Kronenberg in Bülach, Schweiz

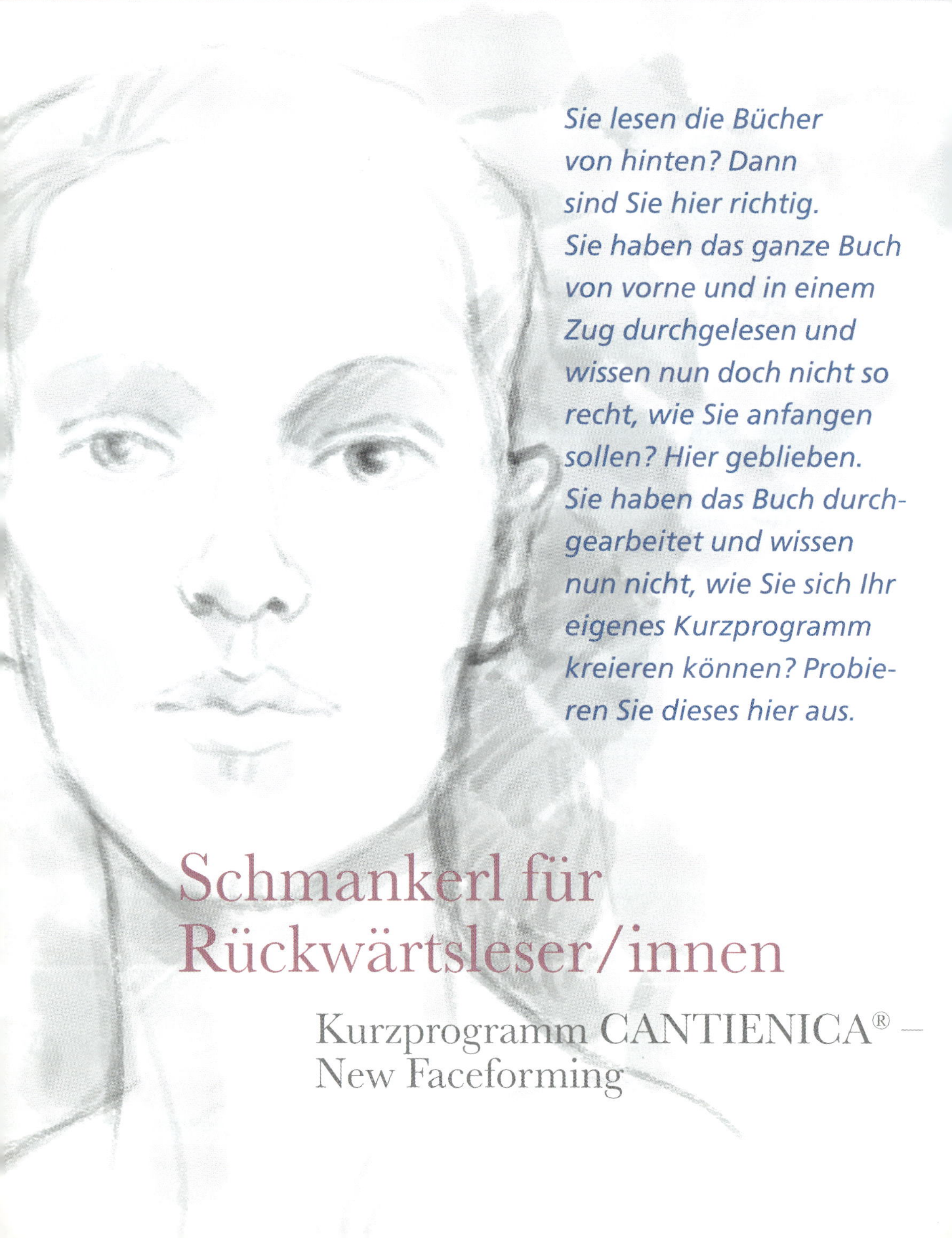

Sie lesen die Bücher von hinten? Dann sind Sie hier richtig. Sie haben das ganze Buch von vorne und in einem Zug durchgelesen und wissen nun doch nicht so recht, wie Sie anfangen sollen? Hier geblieben. Sie haben das Buch durchgearbeitet und wissen nun nicht, wie Sie sich Ihr eigenes Kurzprogramm kreieren können? Probieren Sie dieses hier aus.

Schmankerl für Rückwärtsleser/innen

Kurzprogramm CANTIENICA® – New Faceforming

1 Grundhaltung – der erste Schritt zum glatten Gesicht

Die Haltung ist der erste Schritt zur Straffheit des Gesichtes. Wenn die Wirbelsäule aufgespannt, der Brustkorb gedehnt ist, der Kopf auf der aufgespannten Wirbelsäule thront, dann kann sich die Muskulatur vernetzen.

1. Auf einen Küchenhocker vor einen Spiegel setzen, möglichst vorne am Rand. Die Füße sind hüftweit auseinander und bilden ein leichtes V. Knie ebenfalls hüftweit. Hände locker auf den Oberschenkeln.
2. Sitzbeinhöcker zusammenziehen, das aktiviert die innerste Schicht des Beckenbodens. Scham- und Steißbein nach unten und gleichzeitig den höchsten Punkt am Kopf nach oben dehnen, bis sich der Rücken lang und leicht fühlt. Mund ganz leicht offen halten.
3. Das Zungenende hinten am Gaumen hochziehen und pulsieren, heißt: Richtung Hinterkopf pressen, lösen, pressen, lösen.
30-mal wiederholen.
Wenn Sie spüren, dass sich dabei die Halsmuskulatur strafft, machen Sie es genau richtig. Diese Aufrichtung und die Zungenstellung beibehalten.

Ein richtiger Energiekick
Ich bin begeistert von CANTIENICA® – New Faceforming. Sämtliche noch so kleine Muskeln in Gesicht und Kopf geraten in Bewegung. Überall bilden sich Vernetzungen, selbst in Mund und Rachen. Das Zusammenspiel der einzelnen Muskeln ist unglaublich. Das Muskeltraining hat eine belebende Wirkung, es ist ein richtiger Energiekick. In wenigen Sekunden ist die Aufspannung da – sei es im Stehen, Sitzen, Liegen, in der Arbeit, unterwegs oder zu Hause auf der Couch. Und schon geht es los mit den Faceforming-Übungen. Das ist fast schon ein Automatismus geworden. Ich kann es nur weiterempfehlen.

Martina Schäfer, Jahrgang 1966, aus Rohrbach/ b. Pfaffenhofen, trainiert bei Birgit Schroeder in München

2 Aufspannen und schlafende Muskelriesen wecken

Die »schwimmenden« Mimikmuskeln brauchen Halt. Diesen Halt bekommen Sie durch Vernetzung mit den Muskeln am Schädel. So ziehen sie nach hinten oben, statt nach vorne unten der Schwerkraft zu folgen.
1. Die linke Hand an den Nacken legen, die rechte über die Stirn. Die linke Hand streicht mit den Fingern kraftvoll auf dem Kopfboden nach oben, die rechte wie ein Rechen von der Stirn zum Hinterkopf. Das aktiviert die Muskulatur am Hinterkopf. Sie hält die Mimikmuskulatur unter Zugspannung.

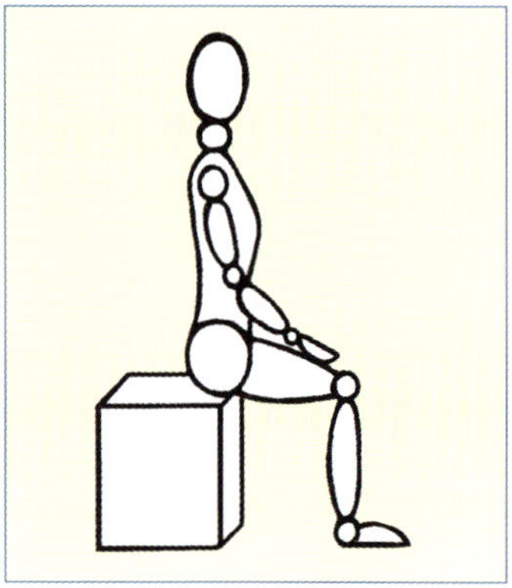

Steht immer am Anfang: die Haltung auf- und ausrichten.

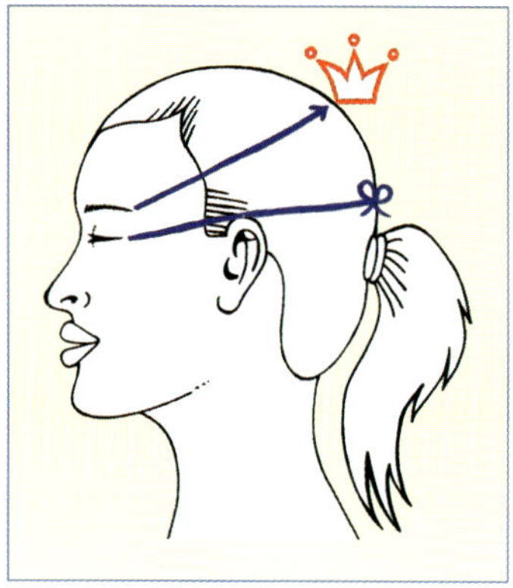

Schritt 2: Nackenstern und Kronenpunkt wecken.

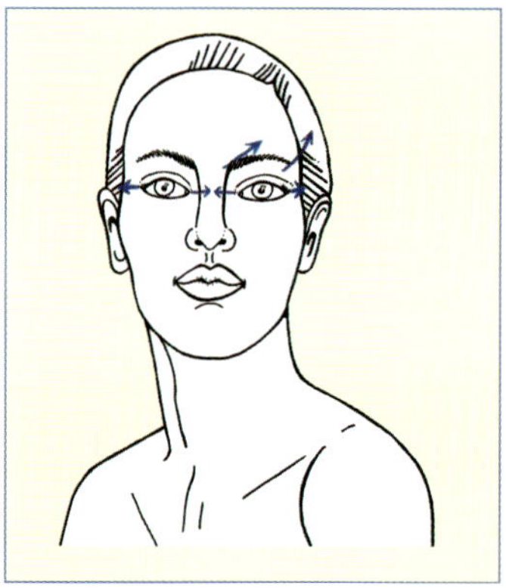

Kurzprogramm zur Auffrischung der Augenpartie.

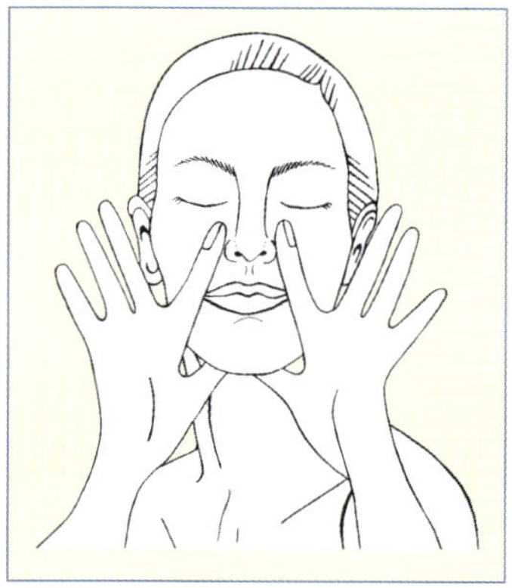

Feinarbeit am Mund rundet das Mini-Faceforming ab.

Übung eine Minute lang ausführen.
2. Den Kronenpunkt – das ist die Stelle, an der die Finger bei 1. zusammentreffen – mit den Fingerspitzen massieren, klopfen, leicht an den Haaren zupfen, was immer Ihnen gefällt, bis Sie ein Kribbeln spüren. Übung eine Minute lang ausführen.

3. Stellen Sie sich vor, Sie könnten am Kinn einatmen und durch die Ohrspitzen ausatmen. Tun Sie dies 5-mal. Am Mittelbogen der Oberlippe einatmen, seitlich an den Schläfen ausatmen. 5-mal wiederholen. Am »dritten Auge« einatmen, seitlich am Oberkopf ausatmen, und dies ebenso 5-mal. Das strafft die Stirn.

3 Ohrenwackeln für die Schönheit

Kann sein, dass es nicht damenhaft wirkt, die Wirkung auf die Muskulatur ist indes phänomenal: Setzen Sie Ihre Ohren in Bewegung.

1. Mit beiden Händen, links und rechts: Den Zeigefinger in das Grübchen gleich hinter dem Ohrläppchen legen. Der Mittelfinger kommt fast automatisch auf einer kleinen Vertiefung vor dem Ohr zum Liegen. Nun mit den Fingern die Muskeln, die unter der Haut liegen, ultrazart in Richtung Hinter-Oberkopf »pulsieren«, in winzigen Bewegungen die Richtung weisen. 60 bis 100 Pulse.

2. Zeigefinger auf die kleine Vertiefung vor dem oberen Ohrrand legen. Mittel- und Ringfinger am Haarrand der Schläfen platzieren. Ihre Finger finden die richtigen Punkte, da versammeln sich so viele Muskeln! Mit den Fingerspitzen sanft nach hinten oben pulsieren. Spiegelcheck: Die Haut verzieht sich nicht, von außen ist nichts sichtbar.

Die muskuläre Krönung

Seit 1999 arbeite ich mit der CANTIENICA®-Methode. Von Baustein zu Baustein nahm meine Begeisterung zu.

Faceforming ist für mich die Krönung, sowohl in der eigenen Wahrnehmung der faszinierenden Zusammenhänge im menschlichen Körper als auch in der Freude, diese Gefühle und Empfindungen anderen Menschen zu ermöglichen.

Mit den Augäpfeln die Sitzhöcker und den Brustkorb in Bewegung bringen, mit dem Zungenhintergrund die Schädelbasis vom Atlas heben und die Kiefergelenke weiten – es klingt unglaublich, aber es funktioniert. Entspannt sich der Kiefer, entspannen sich auch die Schultern. Die CANTIENICA®-Zwerchfellatmung öffnet wiederum Schultern und Kiefergelenke.

Es ist möglich, beim Joggen alle Gesichtsmuskeln nach hinten oben zu aktivieren und sofort Leichtigkeit in den Körper zu bringen. Es ist ein Geschenk, all das zu spüren, und es macht mich demütig zu fühlen, wie wunderbar der Mensch konstruiert ist – und gleichzeitig immer neugieriger.

Die Veränderungen sind sehr schnell sichtbar, Kunden, die eine Zeit lang nicht bei mir waren und mich wiedersehen, sagen mir, dass ich immer jünger und entspannter aussehe – was Schöneres gibt's doch nicht, oder?

Martina Neumayr, Jahrgang 1955, Physiotherapeutin, Olching

4 Strahlende Augen, gestraffte Lider

Diese Abfolge trainiert den Ringmuskel, der das Auge umschließt, entfältelt Oberlid und Unterlid, entspannt und glättet die Stirn.

1. Die Augen öffnen: Verbinden Sie in Ihrer Vorstellung die inneren Augenwinkel mit einem Faden, und verknoten Sie diesen straff an der Nasenwurzel. Die äußeren Augenwinkel werden imaginär am Hinterkopf verknotet. Es soll sofort ein Öffnen der Augen und eine Straffung der Stirn spürbar sein. Über der Nase den Anfang der Augenbrauen links und rechts mit einem gedachten Faden zum Hinterkopf aufspannen. Machen Sie den Spiegelcheck: Stirn entspannt lassen!
2. Augen schließen. Nun mit den Wimpern das Oberlid vom Auge wegziehen. Wenn's nicht gleich klappen will: dranbleiben. Kommt schon. Ein Finger, sanft auf das Oberlid gelegt, hilft, den Muskel wahrzunehmen. 100-mal wiederholen.
3. Mit den Wimpern das Unterlid vom Auge wegziehen.
4. Konzentrieren Sie sich in der Vorstellung auf Wimper um Wimper – und erschrecken Sie nicht, wenn Sie morgen Muskelkater um die Augen haben!

5 Lippen füllen, Oberlippe glätten, Nasolabialfalte straffen

Das Grundprinzip von Faceforming ist »Zug-Gegenzug«: Gedehnte Muskeln sind straffe Muskeln. Diese »Dehnspannung« der Muskeln glättet die Haut, die darüber liegt.

1. Das Zungenende liegt am Gaumen, die Lippen sind leicht geöffnet und vollkommen entspannt. Legen Sie die Außenseiten der Hände so auf, dass Sie das Kinn mit dem Ohr verbinden. Nun versuchen Sie, einerseits die Lippen von den Zähnen weg nach vorne zu dehnen, als wollten Sie eine Luftfee küssen, gleichzeitig dehnen Sie die Ohren in die Gegenrichtung nach hinten. Einfach dranbleiben, dann klappt es auch. Wiederholen, bis Sie Muskelkater kriegen.
2. Steigerung: Pulsieren Sie nun auch noch mit dem Zungenende am Gaumen (wie in Übung 1).
3. Noch mehr Steigerung: Augen schließen und mit den Wimpern die Augenlider vom Auge wegdehnen. Mit ein bisschen Übung können Sie die Punkte 1 bis 3 miteinander verbinden und so innerhalb von zwei Minuten jede Müdigkeit von Ihrem Gesicht zaubern.

Anatomisches Glossar für interessierte Profis

Diese Gelenke und Knochenverbindungen werden mit CANTIENICA® – New Face-forming mobilisiert.

Articulatio temporomandibularis Kiefergelenk

Atlas 1. Halswirbel, Kopfträger

Axis 2. Halswirbel, wichtiger »Assistent« des Atlas

Mandibula Unterkiefer

Os Ethmoidale Siebbein; in der Mitte der Schädelbasis liegend

Os Frontale Stirnbein

Os Hyoideum Zungenbein

Os Nasale Nasenknochen

Os Occipitale, Condylus Occipitalis Hinterhauptbein und Gelenkfortsatz des Hinterhauptbeins

Os Palatinum Hinterer Teil des Gaumenknochens

Os Sphenoidale Keilbein; filigraner Knochen der Schädelbasis

Os Temporale Schläfenbein

Processus Styloideus (ossis temporalis) Griffelfortsatz des Schädelbeines; hochempfindliche kleine »Gelenksantenne« für den ganzen Körper

Tuberculum Pharyngeum Verbindungshöcker zum Altas am Hinterhauptbein

Vomer Pflugscharbein; Knochen in der Mittellinie der Nasenhöhle

Diese Muskeln werden mit CANTIENICA® – New Face-forming vernetzt.

Fascia temporalis Bindegewebshülle an der Außenseite des Schläfenmuskels

Galea aponeurotica Sehnenhaube des Kopfes

Musculus auricularis superior Oberer Ohrmuskel, oberer Ohrmuschelmuskel, rudimentärer, zum oberen Teil der Ohrmuschel ziehender Muskel

Musculus auricularis anterior Vorderer Ohrmuskel

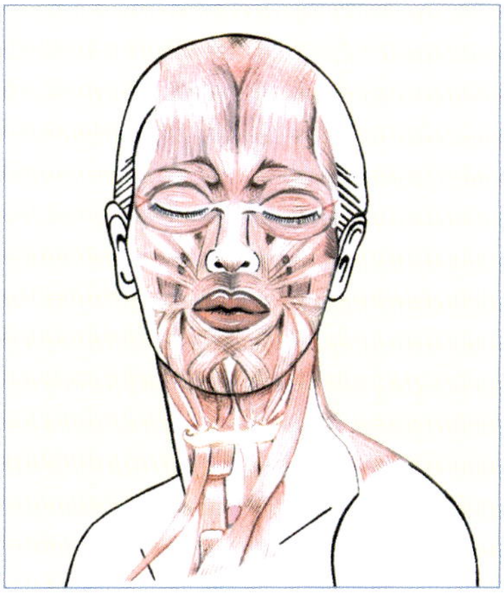

Etwa 100 Muskeln machen jedes Gesicht einmalig in Aussehen und Ausdruck (siehe Abbildung S. 143).

Musculus auricularis posterior Hinterer Ohrmuskel

Musculus buccinator Wangenmuskel Mimischer Gesichtsmuskel; zieht die Mundwinkel nach der Seite und strafft die Wangen

Musculi bulbi Gesamtheit der äußeren, den Augapfel bewegenden Augenmuskeln

Musculi capiti Alle Kopfmuskeln

Musculus chondroglossus Knorpel-Zungen-Muskel; zieht die Zunge zurück

Musculus compressor naris Teil des Musculus Nasalis, Nasenmuskel; verengt das Nasenloch, zieht die Nasenflügel abwärts

Musculus corrugator supercilii Runzler der Stirnglatze; mimischer Muskel; liegt unter der Augenbraue; zieht die Stirnhaut zusammen und bewirkt die senkrechten Falten zwischen Nasenwurzel und Augen

Musculus depressor anguli oris Mundwinkelsenker; mimischer, dreieckiger Muskel, der den Mundwinkel herabzieht

Musculus depressor labii inferioris Unterlippensenker; mimischer, viereckiger Muskel, der die Mundwinkel nach unten zieht

Musculus depressor septi Zieht die Nasenspitze und die Nasenscheidewand nach unten; mimischer Muskel

Musculus depressor supercilii Senker der Augenbraue und Herabzieher der Stirnglatze; die Augenbrauen nach unten ziehender mimischer Gesichtsmuskel

Musculus digastricus Doppelbauchiger Unterkiefermuskel; hebt das Zungenbein und zieht den Unterkiefer nach unten

Musculus dilatator naris Das Nasenloch erweiternder, mimischer Muskel

Musculus epicranius Muskel des Schädeldachs, Sammelbezeichnung für Venter frontalis und Venter occipitalis (musculi occipitalis) und für den Musculus temporoparietalis

Musculi faciales et masticatores Gesamtheit der Gesichts- und Kaumuskeln

Musculi genioglossus, hypoglossus Kinn-Zungen-Muskeln; ziehen die Zunge nach vorn und abwärts

Musculus hyoglossus Zieht vom Zungenbein zu den lateralen Rändern der Zunge

Musculus incisurae helicis Am Ohrleisteneinschnitt verlaufende Muskelfaser

Musculus levator anguli oris Mundwinkelheber; gehört zu den mimischen Gesichtsmuskeln; hebt die Mundwinkel, zieht sie nach oben

Musculus levator labii superioris Oberlippenheber oder Mundwinkelheber, mimisch; hebt die Oberlippe seitlich

Musculus levator labii superiores aleque nasi Gehört zur Mimikmuskulatur; hebt die mittlere Oberlippe und den Nasenflügel

Musculus levator veli palatini Hebt das Gaumensegel

Musculus masseter Kaumuskel; Muskelplatte zwischen dem unteren Rand des Jochbeins und dem Kieferwinkel; zieht den Unterkiefer aufwärts und nach vorn und unterstützt den Kauakt

Musculus mentalis Kinnmuskel; Mimischer Muskel, der in die Haut des Kinns ausstrahlt und diese zusammenzieht

Musculus mylohyoideus Mundbodenmuskel, hilft beim Kauen und Schlucken

Musculus nasalis Nasenmuskel und Nasenrückenmuskel, zusammenfassende Bezeichnung für Musculus compressor naris und Musculus dilator naris

Pars transversa/pars cularis quer verlaufender Teil des Nasenmuskels, der das Nasenloch verengt

Musculus nasalis externus Äußerer Nasenmuskel

Musculus occipitofrontalis In den das Hinterhaupt und Stirnbein bedeckenden Teil der Kopfschwarte einstrahlender Muskel.

Musculus orbicularis oris (oculi) Ringmuskel des Mundes; bildet den Lippenwulst, der den Mund schließt, zuspitzt und der an den mimischen Mundbewegungen beteiligt ist

Pars labialis/pars marginalis Hauptteil des ringförmigen Mundmuskels an den Lippen/unter dem Lippenrot gelegener Teil des Mundmuskels

Musculus orbitalis Augenhöhlenmuskel, schiebt den Augenbulbus etwas nach vorn

Musculus palatoglossus Gaumen-Zungen-Muskel

Musculus pterygoideus lateralis Äußerer Flügelmuskel, vom Keilbein zum Gelenk und zum Gelenkfortsatz des Unterkiefers ziehender Muskel, der den Unterkiefer nach vorn und seitwärts bewegt und am Kauakt beteiligt ist

Musculus pterygoideus medialis Innerer Flügelmuskel vom Keilbein zur Innenseite des Unterkieferastes ziehend

Raphe pterygomandibularis Sehnenband zwischen Musculus buccinator und Musculus constrictor pharyngis superior, das ein übermäßiges Auseinanderklaffen der beiden Kiefer verhindert

Musculus obliquus auriculae Schräger Muskel der Ohrmuschel, rudimentärer Muskel im Bereich der oberen Hälfte der Ohrmuschel

Musculus obliquus capitis inferior Unterer schräger Kopfmuskel, vom Axisdornfortsatz zum Querfortsatz des Atlas ziehender Muskel, der an der Drehbewegung von Atlas und Kopf beteiligt ist

Musculus obliquus capitis superior Oberer schräger Kopfmuskel vom Atlasquerfortsatz zum Hinterhauptbein ziehender Muskel, der das Hinterhaupt nach hinten zieht und den Kopf seitlich dreht

Musculus obliquus inferior Unterer schräger Augenmuskel, an der Schläfenseite des Augapfels ansetzender Muskel der unteren Augenhöhle, der das Auge nach oben und seitwärts dreht

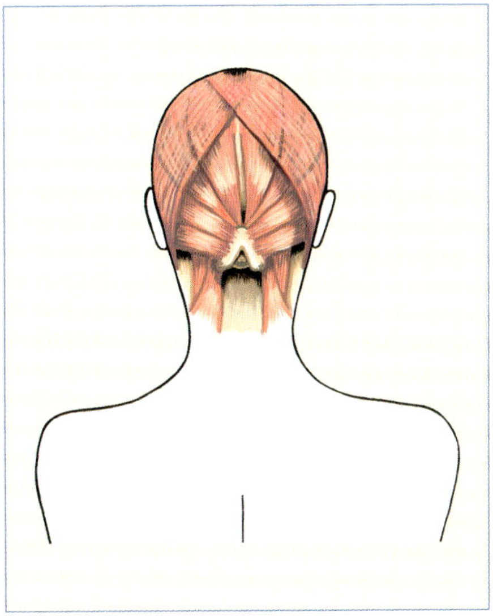

Unterschätzt und vernachlässigt: Hinterkopfmuskeln mit Lifting-qualitäten.

Musculus obliquus superior Oberer schräger Augenmuskel, von der Augenhöhle oberhalb des Sehlochs ausgehender, an der Sklera ansetzender Muskel, der das Auge nach unten und seitwärts dreht

Musculus orbicularis oculi Augenringmuskel; Muskel des oberen und unteren Augenlids; schließt das Lid und sorgt für die Benetzung des Auges mit Tränenflüssigkeit durch Druck auf den Tränensack

- **Pars lacrimalis** Teil des ringförmigen Augenschließmuskels, der die Lider schließt und den Tränensack erweitert
- **Pars orbitalis** Ringförmig um den Augenhöhlenrand laufender Teil des Augenringmuskel; schließt die Lider und runzelt Augenbrauen und Stirn
- **Pars palpebralis** Kleinerer, unter der Sehne des Musculus levator palpebrae gelegener Teil der Tränendrüse
- **Palpebra superior, Palpebra inferior** Lidrandmuskeln
- **Musculus levator palpebrae superioris** Innerer Oberlidheber

Musculi palati et faucium Muskeln des weichen Gaumens und der Rachenenge

Musculus palatoglossus Gaumen-Zungen-Muskel, vom Gaumenbogen ausgehend; hebt die Zunge und verengt den Gaumen

Musculus palatopharyngeus Muskel des hinteren Gaumenbogens, wirkt beim Schluckakt mit

Musculus procerus Vom Nasenrücken ausgehender fächerförmiger Stirnhautmuskel, der die Stirnhaut nach unten zieht und die tiefe Querfalte an der Nasenwurzel hervorruft

Musculus rectus capitis anterior Vorderer, gerader Kopfmuskel, vom Querfortsatz des Atlas zum Basilarfortsatz des Hinterhauptbeins ziehender kräftiger Muskel, der den Kopf nach vorne beugt

Musculus rectus capitis lateralis Seitlicher gerader Kopfmuskel zwischen dem Querfortsatz des Atlas und dem Jugularfortsatz des Hinterhauptbeins; beugt den Kopf seitwärts

Musculus rectus capitis posterior minor Kleiner, hinterer, gerader Kopfmuskel; erstreckt sich zwischen dem dorsalen Atlasbogen und dem Hinterhauptbein; streckt den Kopf und zieht ihn nach hinten

Musculi rectus lateralis, rectus superior, rectus medialis, rectus inferior

Musculus levator palpebrae superioris

Musculi obliquus inferior, obliquus superior Augenmuskeln

Musculus risorius Lachmuskel; gehört zur mimischen Muskulatur, strahlt in den Mundwinkel ein und verbreitert die Mundspalte

Musculi rotatores Sammelbezeichnung für die Drehmuskeln des Halses, der Brust und der Lenden

Musculus semispinalis capitis Halbdornmuskel des Kopfes zwischen den Querfortsätzen des 5. und 6. Rippenwirbels und dem Hinterhauptbein; zieht den Kopf nach hinten und ist an der Aufrechterhaltung der Wirbelsäule beteiligt

Musculus semispinalis cervicis Halbdornmuskel des Halses; verläuft zwischen den Querfortsätzen der oberen Brustwirbelkörper und den Dornfortsätzen der Halswirbelkörper, streckt die Halswirbelsäule und dreht sie seitwärts

Musculus splenius capitis Riemenmuskel des

Kopfes; verbindet den Kopf mit dem Hals, zum Drehen und Wenden

Musculus sternohyoideus Halsmuskel; verbindet das Brustbein und das Zungenbein

Musculus stiloglossus Vom Griffelfortsatz des Schläfenbeins zum seitlichen Zungenrand ziehender Muskel; er hebt die Zungenwurzel nach hinten und oben

Musculus stylohyoideus Vom Griffelfortsatz zum Zungenbein ziehender Muskel; er zieht das Zungenbein nach hinten oben.

Musculus stylopharyngeus Vom Griffelfortsatz des Schläfenbeins zur Schlundwand und zum Kehlkopf ziehender Rachenmuskel, der den Schlund erweitert

Musculi suboccipitales Gesamtheit der unterhalb des Hinterhauptbeins gelegenen Muskeln

Musculus tarsalis inferior/superior Unterer bzw. oberer Augenlidmuskel; zum Lidknorpel der Augenlider ziehende Muskeln, die die Lidspalte erweitern

Musculus temporalis Schläfenmuskel, von der Schläfengrube zum Muskelfortsatz des Unterkiefers ziehender Muskel, der einen wesentlichen Anteil am Kauen hat

Musculus temporoparietalis Schläfen-Scheitel-Muskel; gehört zum Epicranius, führt von der Fascia temporalis zur Galea aponeurotica und spannt die Kopfhaut

Musculus tempoparietalis Schläfenscheitelmuskel, zum Musculus epicranius gehörender, von der Fascia temporalis zur Galea aponeurotica ziehender Muskel, der die Kopfhaut spannt

Musculus thyrohyoideus Verbindet den Schildknorpel mit dem Zungenbein; zieht das Zungenbein nach unten, hebt den Kehlkopf

Musculus transversus linguae Quermuskel der Zunge; die Zunge nach oben wölbender, im Zungenkörper quer verlaufender Muskel

Musculus transversus nuchae Nackenquermuskel, den Musculus auricularis posterior fortsetzender rudimentärer Muskel

Musculus uvulae Zäpfchenmuskel; von der Aponeurose des weichen Gaumens ausgehender schwacher Muskel, der das Gaumenzäpfchen anhebt

Musculus verticalis linguae Von der Zungenoberfläche vertikal zur Zungenbasis ziehender Muskel im Zungenkörper, der an den mastikatorischen und artikulatorischen Bewegungen der Zunge beteiligt ist

Musculus vocalis Stimmbandmuskel; eigentlich ein Teil des Musculus thyreoarytaenoideus; verengt die Stimmritze und bewirkt die Erschlaffung der Stimmbänder

Musculus zygomaticus major Großer Jochbeinmuskel; mimischer Gesichtsmuskel, zieht vom Jochbein zum Mundwinkel, nach oben und seitwärts

Musculus zygomaticus minor Kleiner Jochbeinmuskel; vom Jochbein ausgehender Teil des Musculus levator labii superioris, zieht die Oberlippe nach oben

Venter frontalis Bauchförmig ausgebuchteter Muskel; stirnwärts gelegener Bauch des Schädelhauptmuskels, der von der Sehnenhaube des Kopfes zu den Augenbrauen führt

Venter occipitalis Hinterhauptmuskel; er zieht die Galea nach hinten und glättet die Stirn

Entscheiden Sie sich, einen Kurs bei einer diplomierten CANTIENICA®-Faceforming-Fachperson zu besuchen, empfehle ich Ihnen, dieses Buch mitzunehmen und gleich vor Ort alle individuell maßgeschneiderten Übungen und Empfehlungen hier einzutragen. Ach, ja, die Eselsbrücken und Gedächtnisstützen sind für den Kopf, die Muskeln brauchen so was eigentlich nicht …

Adressliste Anbieter CANTIENICA®-Faceforming Schweiz Internationale Telefonvorwahl Schweiz 0041

Gold

CANTIENICA®-Studio Zürich
Benita Cantieni
Irene Grauwiler
Seefeldstrasse 215
8008 Zürich
T. 044 422 35 24
E. studio@cantienica.com
H. www.cantienica.com

Bärbel Brauchli
Centrum für Beweglichkeit
Bahnhofstrasse 15
8253 Diessenhofen
T. 052 741 43 56
E. info@lochers-centrum.ch
H. www.lochers-centrum.ch

Bettina Dlabek-Kubli
Wellness Center Wetzikon
Guyer-Zellerstrasse 6
8620 Wetzikon
T. 044 932 62 29
E. info@bodyworx.ch
H. www.bodyworx.ch

Agnes Drexel
CANTIENICA®-Studio
Rapperswil
Merkurstrasse 1
8640 Rapperswil
T. 055 210 05 77
E. info@cantienica-rapperswil.ch
H. www.cantienica-rapperswil.ch

Cote Corps
Espace pour la tenue et remise en forme
Chantal Monnier
Boulevard de Grancy 47
1006 Lausanne
T. 021 617 90 59
E. info@cotecorps.ch
H. www.cotecorps.ch

Margrit Locher
Centrum für Beweglichkeit
Bahnhofstrasse 15
8253 Diessenhofen
T. 052 741 43 56
M. 079 319 02 34
E. info@lochers-centrum.ch
H. www.lochers-centrum.ch

Andrea Nauer
CANTIENICA®-Studio
Schindellegi
Pfäffikonerstrasse 3
8834 Schindellegi
M. 078 889 71 28
E. info@cantienica-schindellegi.ch
H. www.cantienica-schindellegi.ch

Andrea Tresch
CANTIENICA®-Master Teacher
CANTIENICA®-Yoga
Berglistrasse 42
6003 Luzern
T. 041 210 18 59
M. 079 628 79 54
E. andrea@cantienicayoga.ch
H. www.cantienicayoga.ch

Silber

Gina Büchel
Schlattmadweg 1
9491 Ruggell
Fürstentum Liechtenstein
T. +42 3 373 14 73
E. gbuechel@adon.li

Gabriela Hunziker
Rebstockweg 43
3232 Ins
T. 032 313 16 31

Beatrice Landolt
Kilchbergstrasse 34
8134 Adliswil
T. 044 710 70 60
E. bl@praxislandolt.ch

Ruth Zimmermann
CANTIENICA®-Studio
Rapperswil
Merkurstrasse 1
8640 Rapperswil
T. 055 210 05 77
E. info@cantienica-rapperswil.ch
H. www.cantienica-rapperswil.ch

Bronze

Verena Burri
CANTIENICA®-Studio Fällanden
Fröschbach 63
8117 Fällanden
T. 044 826 15 70
E. info@cantienica-faellanden.ch
H. www.cantienica-faellanden.ch

Leonor Gmür-Nicolay
Bärenweidstrasse 32
8833 Samstagern
T. 044 687 70 77
E. faceforming@gmx.ch

Yvonne Kronenberg
Praxis für Schönheit und Gesundheit
Feldstsrasse 87
8180 Bülach
T. 043 422 99 52
M. 079 213 07 64
E. yvonnekronenberg@yahoo.com
H. www.yk-b.ch

Adressliste AnbieterInnen CANTIENICA®-Faceforming Deutschland Internationale Telefonvorwahl 0049

Gold

Karin Altpeter-Weiss
CANTIENICA®-Studio Karlsruhe
Klauprechtstrasse 17
76137 Karlsruhe
T. 0721 9887125
E. info@cantienica-karlsruhe.de
H. www.cantienica-karlsruhe.de

Sylvia Apel
Brauhausstrasse 16
04600 Altenburg
T. 03447 314 259
E. sylvia.apel@freenet.de

Manuela Beck
CANTIENICA®-Studio
Würzburg
Wiesenweg 3
97276 Margetshöchheim b. Würzburg
T. 0931 464334
E. info@ladyfit-studio.de
H. www.cantienica-wuerzburg.de

Antonia Bousiou-Kalski
Vitalstätte – CANTIENICA®-Studio Leverkusen
Schillerstrasse 6
51379 Leverkusen-Opladen
T. 02171 47989
M. 0172 9564022
E. info@vitalstaette.de
H. www.vitalstaette.de

Evelyn Dannhäuser
Yoga an der Spree
Köpenicker Str. 9
10997 Berlin-Kreuzberg
T. 030 612 4448
E. mail@spreeyoga.de
H. www.spreeyoga.de

Karlheinz Grübel
Marienplatz 4
88131 Lindau
T. 08382 22545
E. apm-gruebel@gmx.de

Erika Lenz
CANTIENICA®-Studio
Osnabrück
Zelterstrasse 21
49076 Osnabrück
T. 0541 6 28 34
E. info@cantienica-studio.de
H. www.cantienica-studio.de

Angelika Liebenau
CANTIENICA®-Studio Hannover
Viktoriastrasse 36
30451 Hannover
T. 0511 2617821
E. info@cantienica-hannover.de
H. www.cantienica-hannover.de

Ruth Nuriya Macia
CANTIENICA®-Studio Berlin
Stromstrasse 38
10551 Berlin
T. 030 396 78 36
M. 0172 327 50 64
E. ruth.macia@cantienica-berlin.de
H. www.cantienica-berlin.de

Martina Neumayr
Praxis für Physiotherapie
Schwojerstrasse 38
82140 Olching
T. 08142 13130
E. k.neumayr@t-online.de
H. www.physio-neumayr.de

Luise Reggentin
CANTIENICA®-Studio Köln
Stammheimer Strasse 53
50735 Köln
T. 0221 9754855
M. 0179 1437695
E. info@cantienica-koeln.de
H. www.cantienica-koeln.de

Silber

Christina Bierler
Ruffini Allee 15
82166 Gräfelfing
T. 089 89 89 20 49
E. bierler.hp@web.de

Gertrud Fuchs
Karlstrasse 42
78073 Bad Dürrheim
T. 07726 939893

Gabriele Fütterer
Studio für Therapeutische Powerfitness
Marienbreiter Weg 1
39638 Gardelegen
T. 03907 777777
M. 0172 3858556
E. fuetterer@afc24.de

Marie Lilian Menikheim
Pragersttrasse 9b
90571 Behringersdorf b. Nürnberg
T. 0911 989 55 45
M. 0171 793 25 67
E. info@cantienica-nuernberg.de
H. www.cantienica-nuernberg.de

Larene Thomson
Liebermannstrasse 9a
22605 Hamburg
T. 040 8550 8836
E. larene.thomson@online-home.de

Christa Volandt
Forstgasse 7
67454 Hassloch
T. 06324 929771
E. chris.volandt@gmx.de

Katja Zückmantel
An der Mühlenbreite 6a
32130 Enger
T. 05224 938824
E. zueckmantel@web.de

Bronze

Julia Epremian
Edisonallee 6
53125 Bonn
T. 0228 2805682
E. julia.epremian@gmx.de
H. www.praxisgemeinschaft-bonn.de

Petra Hesoun
Hans-Fallada-Str. 116
90471 Nürnberg
T. 0911 8128506
E. P.Hesoun@gmx.net

Sabine Hübner
Deciusstrasse 14
33611 Bielefeld
T. 0172 3235751
E. shuebi@t-online.de

Julia Kieser
Postfach 20 43
61290 Bad Homburg
T. 1520 6344418
M. jk-cantienica@hindenburg-ring.com

Ute Martyn
Lange Strasse 74
32756 Detmold
T. 05231 369928
E. u.martyn@t-online.de
H. www.movenet24.de/visitenkarte/martyn/visi-martyn.htm

Gabi Reh
Von-Alten-Strasse 21
30938 Burgwedel
T. 05139 3449
E. gabireh@praxis-reh.de
H. www.praxis-reh.de

Gerda Ritter
Hegelstrasse 41
70174 Stuttgart
T. 0711 2262400

Adressliste Anbieter CANTIENICA®-Faceforming Österreich Internationale Telefonvorwahl 0043

Silber

Sarah Gielen
Im Gässele 4
6830 Rankweil – Brederis
T. 0664 9709863
E. sarah.gielen@aon.at

Elisabeth Kiener
CANTIENICA®-Studio
Schottenfeldgasse 10/1
1070 Wien
T. 01 274 88 96
E. contact@cantienica-wien.at
H. www.cantienica-wien.at

Ulrike Spraiter
Schlossstrasse 38
5023 Salzburg
T. 0662 646847

Gertrud Weiss
Armin-Diem Gasse 14
6850 Dornbirn
T. 05572 20774
E. gertrud.weiss@utanet.at

Olga Zanolin
Fischnalerstrasse 18
6020 Innsbruck
T. 0699 17274363
E. olga.zanolin@gmx.at

Bronze

Bettina Herzog
Wickenburggasse 2
1080 Wien
T. 01406 4639
E. b.herzog@art-of-cosmetic.at
H. www.art-of-cosmetic.at

Adressliste Anbieter CANTIENICA®-Faceforming Frankreich (0033)

Bronze

Brigitte Hertrich
20 Rue du Sel
FR 67160 Wissembourg
T. 0388 941676
E. brigitte.hertrich@neuf.fr

Niederlande (0031)

Silber

Marijke Ludwig
Parallelweg Noord 97
NL HK 5281 Boxtel
T. 0411 672374
E. m.ludwig@planet.nl

Ungarn (0036)

Bronze

Else Gribovszki
Somogyi u. 28-30/C/2/3
HU 1115 Budapest
T. 13710329
E. elseg@freemail.hu

Mein persönliches Trainings-Schema

Diese Seiten sind ein Geschenk des Südwest Verlages an Sie: Ausschneiden, ein paar Mal kopieren, falls Sie verschiedene Kurzprogramme eintragen oder den Spickzettel fürs Facelifting im Büro, im Badezimmer, im Schlafzimmer, im Reisekoffer haben möchten. Mit Buntstiften, Pfeilen, Kreuzen Ihre Lieblingsübungen einzeichnen, dazu ein paar Schlüsselwörter, fertig ist Ihr persönliches New Faceforming-Schema.

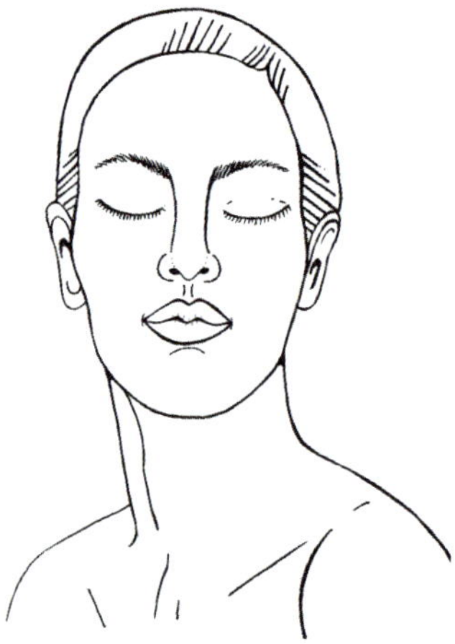

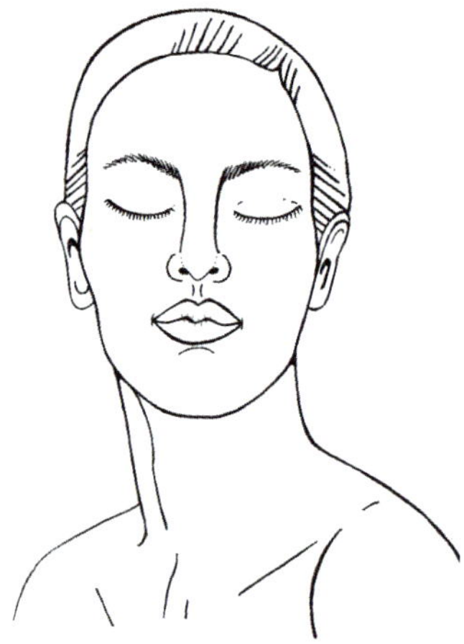

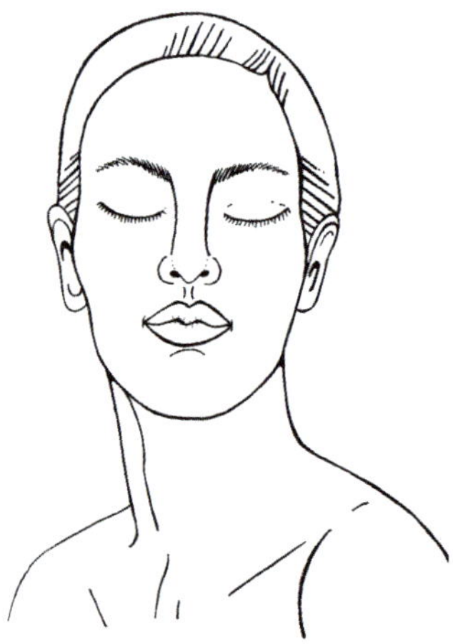

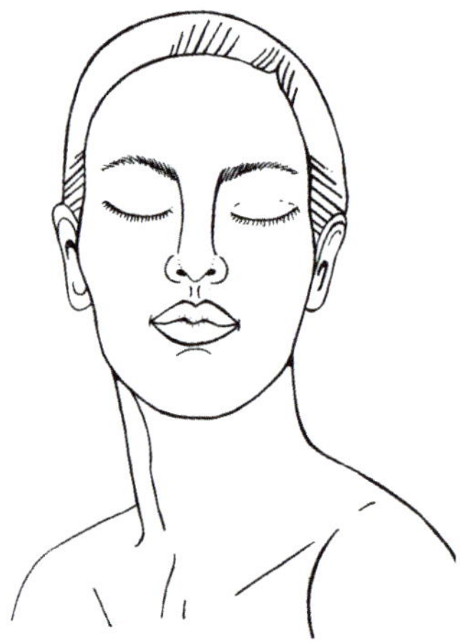

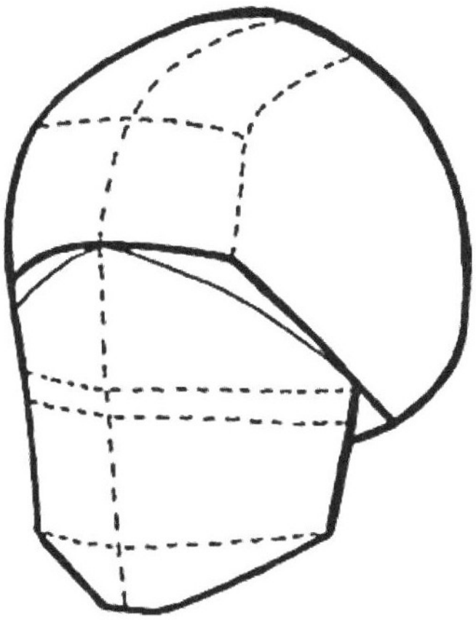

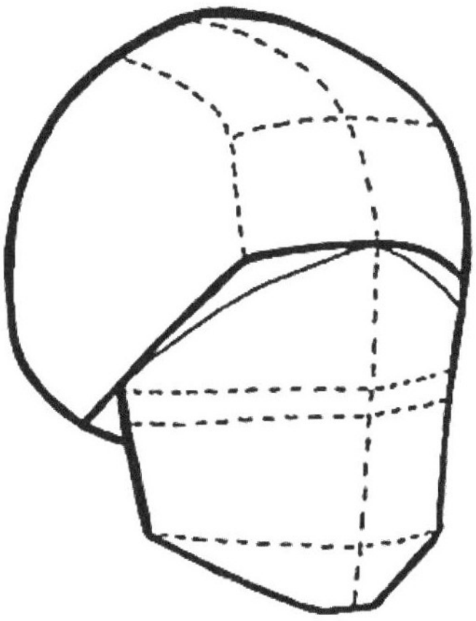

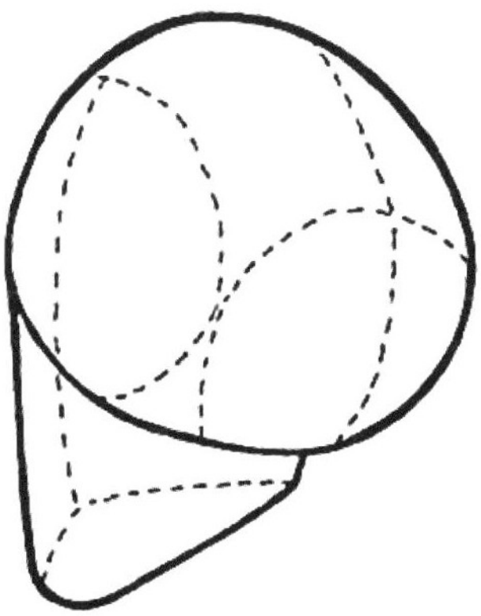

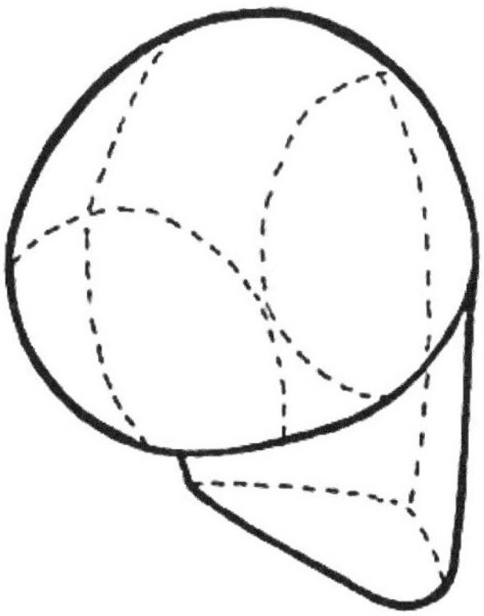

Mein persönliches Trainings-Schema

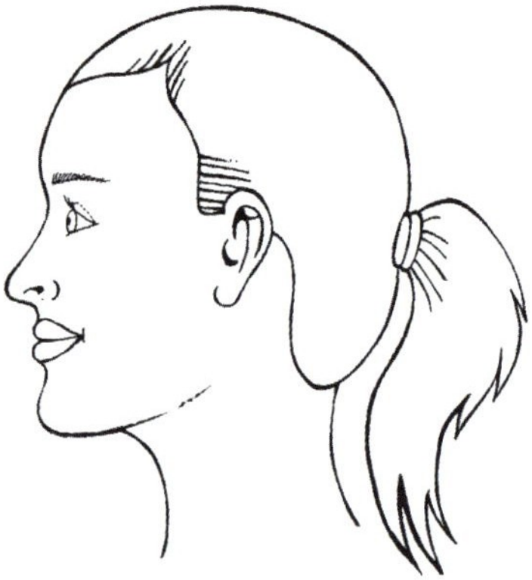

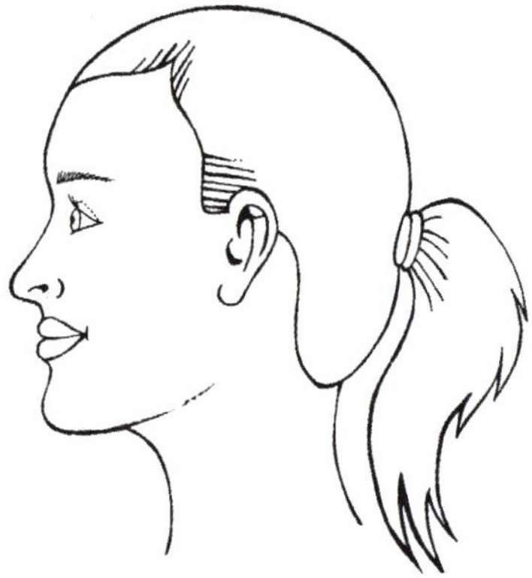

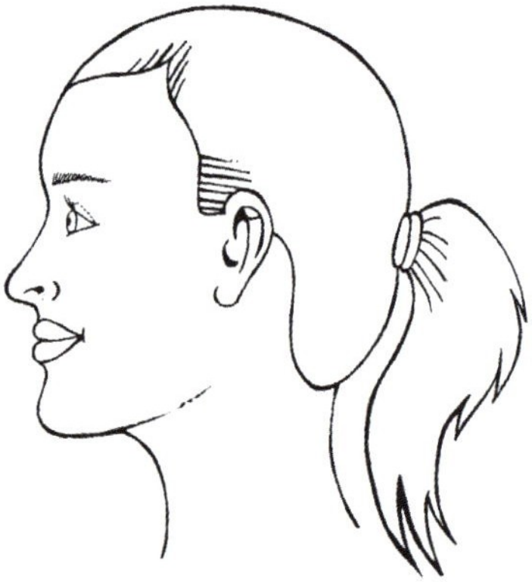

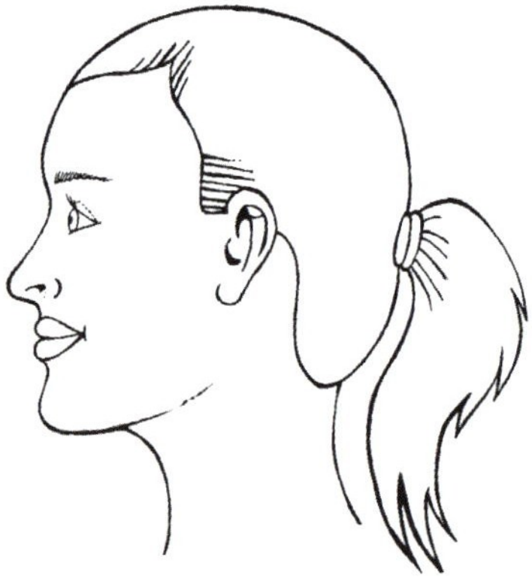

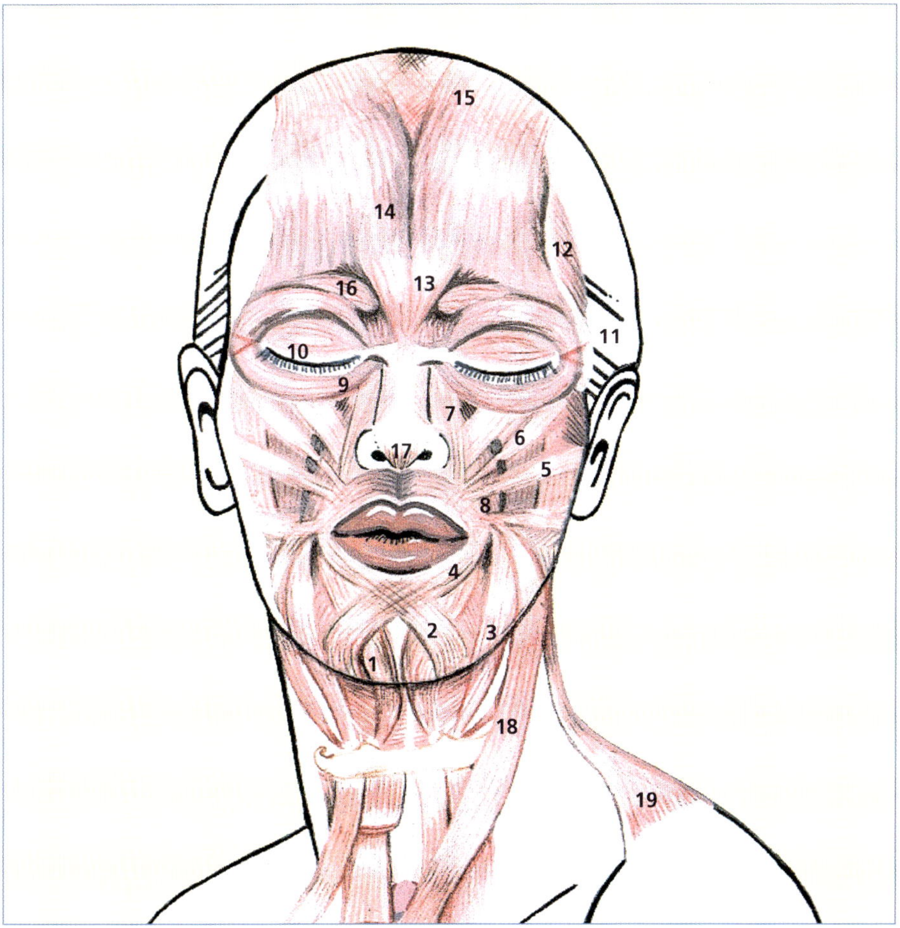

1 Kinnmuskel
2 Unterlippensenker
3 Mundwinkelsenker
4 Mundringmuskel
5 Gr. Jochbeinmuskel
6 Kl. Jochbeinmuskel
7 Oberlippenheber
8 Mundheber
9 Augenringmuskel
10 Augenlidmuskel
11 Oberer Ohrmuskel
12 Schläfenscheitelmuskel
13 Stirn- und Nasenrunzler
14 Stirnmuskel
15 Sehnenhaube
16 Stirnrunzler/Stirnglätter
17 Nasenspitzenmuskel
18 Halsmuskel
19 Trapezmuskel

Impressum / Bildnachweis

Hinweis
Die Ratschläge/Informationen in diesem Buch sind von Autorin und Verlag sorgfältig erwogen und geprüft, dennoch kann eine Garantie nicht übernommen werden. Eine Haftung der Autorin bzw. des Verlags und seiner Beauftragten für Personen-, Sach- und Vermögensschäden ist ausgeschlossen.

Bildnachweis
Alle Illustrationen stammen von Bianca Ott, Siglistorf / Schweiz, mit Ausnahme von:
Cinetext Bildarchiv, Frankfurt: 44; Privatarchiv Benita Cantieni: U1 (Cantieni); Weiß Christian, München: Tippkasten, 8, 12

Projektleitung
Sabine Gnan
Gesamtproducing, Layout, Redaktion
Christian M. Weiß & Team
Bildredaktion
Tanja Nerger
Umschlaggestaltung und Konzeption
Christian M. Weiß
Druck und Verarbeitung
Tesinska tiskarna a.s., Cesky Tesin

Printed in the Czech Republic

Gedruckt auf chlor- und säurearmem Papier

ISBN: 978-3-517-08332-2
9817 2635 4453 6271